A Ciência do
SEXO

Dr. Robert Rey

A Ciência do SEXO

Manual prático para homens e mulheres

1ª Edição

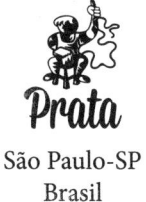

São Paulo-SP
Brasil

Copyright © 2022 do Autor

Todos os direitos desta edição reservados à
Prata Editora (Prata Editora e Distribuidora Ltda.)

Editor-Chefe: Eduardo Infante
Projeto Gráfico de miolo e capa: Julio Portellada
Diagramação: Estúdio Kenosis
Revisão de Texto: Flávia Cristina de Araujo

Dados Internacionais de Catalogação na Publicação (CIP)
(Câmara Brasileira do Livro, SP, Brasil)

```
Rey, Robert
   A ciência do sexo : manual completo para homens
e mulheres / Robert Rey. -- 1. ed. -- São Paulo :
Prata Editora, 2022.

   Bibliografia.
   ISBN 978-65-86262-06-3

   1. Autoajuda 2. Autoestima 3. Comportamento
sexual 4. Desejo sexual 5. Hormônios, sexo - Efeito
fisiológico 6. Infertilidade 7. Reprodução humana
8. Sexo - Aspectos fisiológicos 9. Sexo - Aspectos
psicológicos 10. Sexualidade - Abordagem educacional
I. Título.

22-134534                                    CDD-613.9071
```

Índices para catálogo sistemático:

1. Sexo : Aspectos da saúde : Ciências médicas
   613.9071

Aline Graziele Benitez - Bibliotecária - CRB-1/3129

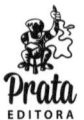

Prata Editora e Distribuidora
www.prataeditora.com.br
f@ @prataeditora

Todos os direitos reservados ao autor, de acordo com a legislação
em vigor. Proibida a reprodução total ou parcial desta obra, por
qualquer meio de reprodução ou cópia, falada, escrita ou eletrônica,
inclusive transformação em apostila, textos comerciais, publicação
em websites etc., sem a autorização expressa e por escrito do autor.
Os infratores estarão sujeitos às penalidades previstas na lei.

Impresso no Brasil/*Printed in Brasil*

Inscreva-se no canal do Dr. Rey no Youtube.
Tudo sobre saúde, beleza, dieta e vida saudável!
Já são mais de um milhão de inscritos!

▶ Youtube.com/c/DrReyVideos

Siga Dr. Rey nas redes sociais:

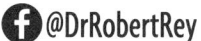 @DrRobertRey   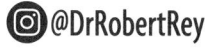 @DrRobertRey   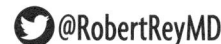 @RobertReyMD

Sumário

Introdução 9

Capítulo 1 – Libido: o desejo sexual masculino e feminino 11

Capítulo 2 – Sexo é o melhor exercício que existe e a atividade mais saudável .. 15

Capítulo 3 – Como a forma física influencia na atração e na vida sexual....... 17

Capítulo 4 – A importância da beleza feminina na atração dos homens 21

Capítulo 5 – Você não é como se vê no espelho 25

Capítulo 6 – Segredos da atração para atrair um homem.................... 27

Capítulo 7 – Como atrair uma mulher 31

Capítulo 8 – A importância da autoestima na conquista.................... 35

Capítulo 9 – Autoestima e sexualidade 39

Capítulo 10 – O desenvolvimento dos órgãos sexuais....................... 49

      Tamanho do pênis.. 51

      O tamanho do pênis importa para as mulheres?..................... 52

      É possível aumentar o tamanho do pênis?........................... 53

Capítulo 11 – Impotência a infertilidade................................... 65

Capítulo 12 – Estrogênio – o hormônio inimigo do homem 71

Capítulo 13 – Alimentos com estrogênio fazem mal para a vida sexual........ *75*

Capítulo 14 – Dieta anti-estrogênica...................................... *81*

Capítulo 15 – Ervas e suplementos que aumentam a libido e o pênis.......... *87*

Capítulo 16 – Alimentos que ajudam na ereção e tamanho do pênis.......... *95*

Capítulo 17 – As vitaminas mais importantes para a melhorar o sexo........ *109*

Capítulo 18 – Bebidas alcoólicas pioram o desempenho sexual.............. *111*

Capítulo 19 – Cirurgia para aumento do pênis e reconstrução masculina com células-tronco... *115*

Capítulo 20 – Cirurgias para reconstrução da vagina e seios................ *123*

Bibliografia... *127*

Introdução

O MUNDO, SEXUALMENTE FALANDO, ESTÁ "ESFRIANDO" a cada geração. A grande maioria das mulheres casadas tem zero libido, ou seja, não apresentam quase nenhum desejo sexual. A maioria dos homens casados também tem desejo sexual muito reduzido, muitas vezes preferindo assistir a um jogo de futebol ou sair com amigos em vez de namorar sua mulher!

Os jovens, solteiros e solteiras, sendo bombardeados com grandes quantidades de hormônios femininos na alimentação ou por contato com substâncias ricas em estrogênio (hormônio feminino), têm a sua sexualidade reduzida e, no caso dos homens, até mesmo o tamanho do pênis acaba ficando menor. Homens da atual geração chegam a ter 50% menos testosterona se comparado ao nível de testosterona de seus avôs.

Apesar desse quadro, que eu considero alarmante, os seres humanos, homens e mulheres, querem e precisam ter uma vida sexual ativa e saudável. Este livro destina-se a pessoas que querem aumentar e melhorar sua sexualidade.

Neste livro eu abordo o tema da sexualidade tanto pelo aspecto fisiológico quanto pelo ponto de vista emocional. Coloco neste trabalho o meu conhecimento como médico formado na Universidade de Harvard, nos Estados Unidos, e como cirurgião plástico, trabalhando há mais de 30 anos na reconstrução da autoestima de homens e mulheres.

Meu trabalho consiste em cirurgias estéticas em todas as partes do corpo, incluindo as partes íntimas de homens e mulheres, como o aumento do pênis ou a correção de formas e funcionalidade. Nas mulheres, são comuns as cirurgias de reconstrução para mães que tiveram suas partes íntimas "danificadas" por um ou mais partos e o uso de células-tronco para aumentar a libido.

Além da minha experiência profissional, baseio o conteúdo deste livro em uma extensa pesquisa que fiz em trabalhos de médicos e cientistas renomados, que publicaram seus estudos em livros e on-line. Também conto com a colaboração da psicóloga Luciana Rodrigues, que contribuiu de maneira importante com um capítulo que aborda um dos temas centrais relacionados à sexualidade humana: a autoestima.

O sexo e a sexualidade humana sempre foram tratados como um tabu cultural, mas, na verdade, esse aspecto da vida dos seres humanos é a base para a própria existência da humanidade. O desejo e o ato sexual resultam na reprodução e no crescimento da população. Mesmo sob o ponto de vista bíblico, recebemos a ordem divina "crescei e multiplicai-vos", que envolve diretamente a parte sexual na vida do ser humano, ou seja, o sexo tem até mesmo o caráter divino designado para garantir a perpetuação da humanidade.

Com esta obra, eu espero contribuir oferecendo informações importantes, que possam ajudar você a alcançar uma vida sexual saudável, prazerosa e transformadora, porque sexo é vida, é a consumação máxima do amor, é saúde, alegria e vitalidade.

Boa leitura!

Dr. Robert Rey

Libido – o desejo sexual masculino e feminino

LIBIDO É O NOME DO desejo sexual dos seres humanos e que faz com que tenhamos vontade de fazer sexo. Ela tem um papel importante na própria existência da raça humana e por isso deve ser vista com a real importância que tem.

Você já reparou que hoje em dia muitos homens preferem assistir à uma partida de futebol a correr atrás da namorada ou da esposa? Isso não é bom, porque não existe exercício melhor do que o sexo.

Para você ter uma ideia, em uma hora correndo muito em uma esteira, você consegue queimar cerca de 200 calorias. É muito pouco, para muito esforço. O sexo pode queimar até 10.000 calorias por mês, para quem tem uma vida sexual ativa. É bom, saudável em muitos aspectos e queima muitas calorias.

Contudo, atualmente, muitos homens e mulheres estão perdendo a libido. Entre as mulheres casadas, principalmente, a perda da libido é absurdamente grande. A grande maioria tem zero libido!

E como fazemos para aumentar a sexualidade? Em primeiro lugar, a forma mais eficiente é a prática de atividades físicas. Todos os exercícios físicos aumentam a produção do hormônio masculino, tanto no homem quanto na mulher, e este, dentre outras funções, é responsável pelo aumento da libido. Exercícios que utilizam mais as pernas, como o futebol e as artes marciais, são os mais eficientes para ajudar na produção desses hormônios – a testosterona, no homem, e o androgênio, que é o hormônio masculino da mulher.

Existem também algumas plantas e ervas naturais que comprovadamente aumentam a sensualidade, como a muirapuama, a Tribulus terrestris, a Kava, a Horny Goat Weed e a Maca, sendo esta última um tubérculo. Reconhecidamente, há mais de 10 ervas que aumentam a libido, tanto de homens quanto de mulheres, e que podem ser encontradas praticamente no mundo todo, em lojas locais ou pela Internet; entretanto, como todo produto fitoterápico, é ideal que seu consumo seja orientado por um profissional.

Além das ervas medicinais, existem alimentos comuns que também ajudam a aumentar a libido. Dentre os mais funcionais estão os frutos do mar, pois são alimentos ricos em zinco, um mineral essencial no corpo humano, que regula a produção de testosterona no homem e também muito importante para a libido feminina.

Dentre outros alimentos comuns que também ajudam na produção de hormônios que aumentam a libido, temos o abacate, o morango, o manjericão, o aspargo, o gengibre, o amendoim (e outras oleaginosas), o chocolate amargo, a romã e a banana.

Para as mulheres, o chocolate tem um papel importantíssimo na produção de hormônios que aumentam a libido. Ele aumenta a produção de serotonina, que proporciona a sensação de alegria e cria também a dopamina, substância que controla o humor e o estresse.

Uma vida mais saudável e sem estresse também é crucial para o equilíbrio hormonal.

E o mais importante: não existe ser humano perfeito. As nossas imperfeições são características que fazem parte de nossa personalidade, e muitas vezes são responsáveis por nos deixar mais atraentes e sensuais.

Ninguém tem uma autoestima perfeita, mas quando você acredita em si mesmo, desperta uma postura atrativa, que todos vão amar. Em contrapartida, se você se odeia, isso, por si só, é motivo de repulsa, ou seja, todos também vão odiar.

Então, a melhor opção é amar a si mesmo, procurando sempre o seu melhor, e escolher ser alegre!

> Todos os
> exercícios físicos
> aumentam a produção
> do hormônio masculino,
> tanto no homem, quanto nas
> mulheres e esse hormônio
> é responsável por
> aumentar a libido.

2

Sexo é o melhor exercício que existe e a atividade mais saudável

O ATO SEXUAL REQUER MUITA ENERGIA. Quanto melhor estiver sua forma física, melhor será o seu desempenho sexual. E ter um bom desempenho traz ótimos benefícios: você sente mais prazer durante o sexo, aumenta a qualidade do sono, melhora a imunidade do organismo e também consegue queimar mais calorias.

Nada queima calorias como o sexo!

O sexo melhora a circulação, é bom para o coração e os músculos, abaixa a pressão e reduz o colesterol. Ajuda o corpo a se livrar das toxinas e aumenta a capacidade do pulmão. E traz alegria e energia.

Sexo bem feito não precisa tomar muito tempo. Com cerca de 30 minutos, 4 ou 5 vezes por semana, já é suficiente para deixar a pessoa em boa forma, precisando apenas fazer caminhadas regularmente.

Sexo e exercícios têm uma relação direta e muito importante. Uma pesquisa foi feita com 78 homens saudáveis, mas sedentários, com idade média de 48 anos. Eles começaram a fazer corridas leves ou andar de bicicleta durante uma hora, três dias por semana. O grupo de controle não fez nenhum exercício. Após somente 9 meses, o grupo que fazia exercício tinha 30% de aumento no tempo de duração do sexo. Em contrapartida, os homens do grupo de controle que não praticaram exercícios tiveram a frequência sexual reduzida. Como informação complementar obtida nessa pesquisa, depois do período de 9 meses, os homens que deixaram de ser sedentários tiveram a gordura corporal reduzida em 20%.

Com a prática de exercícios – que aumenta o metabolismo –, esses homens provavelmente tiveram seus níveis de testosterona aumentados. Além disso, o exercício físico reduz o estresse, que comprovadamente diminui a qualidade e a frequência sexual.

O efeito prejudicial do estresse na vida sexual é enorme. Se você pratica exercícios regularmente e ainda assim não está conseguindo baixar o estresse, eu recomendo as artes marciais, como Taekwondo, Kung Fu ou mesmo o Tai Chi, que nasceu como arte marcial, mas hoje é considerada mais uma prática de meditação e atividade física. Outro recurso excelente é a prática da Yoga, que oferece inúmeros benefícios à saúde. Todas estas atividades ajudam muito! E a meditação também auxilia muito na redução do estresse.

Outro recurso é eliminar ou reduzir drasticamente o consumo de cafeína, álcool e nicotina, agentes nocivos para quem tem alto nível de estresse. A qualidade do sono também é essencial. Hoje existem inúmeras técnicas de relaxamento que podem auxiliar você nesse sentido.

Seja qual for sua escolha, qualquer solução é bem-vinda!

3

Como a forma física influencia na atração e na vida sexual

Todos os seres humanos, tanto homens quanto mulheres, sentem-se atraídos sexualmente por outras pessoas, de acordo com alguns fatores físicos, psicológicos e biológicos. Não podemos negar a enorme importância da beleza e forma física nessa atração.

De acordo com os padrões de beleza vigentes na sociedade, o que varia de cultura para cultura, uma pessoa pode ser considerada mais ou menos atraente, mas, independentemente desses padrões, que acabam se tornando verdadeiras "modas", existem padrões de beleza que são universais e atemporais. Falarei mais detalhadamente sobre isso em outro capítulo deste livro.

A forma física, juntamente com a beleza do rosto da pessoa, são os fatores estéticos mais relevantes na atração. Esses padrões de beleza universal, ligados à forma física, são bem distintos para homens e mulheres.

Homens altos, com músculos desenvolvidos, bem definidos e pouca gordura corporal chamam a atenção da maioria das mulheres. Em locais públicos, como praias, clubes e academias, eles sempre se destacam.

Mulheres de estatura mediana, pouca gordura corporal, músculos definidos, mas não volumosos, ou seja, com tônus, tornam-se atraentes para os homens.

Por esse motivo, homens e mulheres em todo o mundo "lutam" para alcançar uma forma física que os torne mais atraentes, o que pode facilitar muito na conquista dos pares que desejam. E para alcançar o objetivo tão almejado de ter um corpo atrativo, a musculação é a aliada mais importante que uma pessoa pode ter.

Para as mulheres, os exercícios mais importantes são os que envolvem os glúteos, pernas e abdômen. Mulheres com glúteos maiores, pernas torneadas e abdômen definido são consideradas mais atraentes.

Os seios também são vitais para a atração e também fazem parte da maior parte das cirurgias que faço. Entretanto, os exercícios físicos não conseguem fazer muito para melhorar ou aumentar os seios, por isso, neste caso, a cirurgia é a melhor forma para deixar os seios perfeitos no corpo de cada mulher. Braços com pouca gordura e tônus muscular também fazem parte do "pacote" em minhas cirurgias.

Hoje em dia, as cirurgias estéticas estão cada vez menos invasivas. Faço muitos aumentos de seios sem incisões, usando células-tronco. Mas vamos falar em detalhes a esse respeito em outro capítulo.

Para os homens, os exercícios mais importantes são os que aumentam e definem os músculos peitorais, os ombros, as costas, o abdômen e as pernas. Da mesma forma que no corpo das mulheres, o tamanho dos músculos e as proporções que eles apresentam em relação ao corpo, como um todo, os tornam mais desejáveis, mais atraentes.

Apesar de o cérebro humano ser "programado" para ser atraído por determinados padrões de beleza, o nosso lado racional, e também o emocional, são atraídos por outros aspectos, como inteligência, gentileza, demonstrações de carinho, cuidado e preocupação, entre muitas outras características que podem tornar uma pessoa que não esteja encaixada nos "padrões" estabelecidos tão atraente quanto alguém que viva em uma academia!

Entretanto, neste capítulo eu falo especificamente da importância de ter uma boa forma física para atrair sexualmente outras pessoas.

E isso é uma realidade comprovada cientificamente: pessoas em boa forma física, com corpos bem "trabalhados", conseguem conquistar com muito mais facilidade do que pessoas fora de forma.

Portanto, como médico e cirurgião que trabalha levantando a autoestima de homens e mulheres, pela transformação de seus corpos, melhorando e contribuindo para que meus pacientes sejam mais atraentes, eu digo: tenha foco e pratique atividades físicas para ter uma vida mais saudável e um corpo "de dar inveja".

O segredo é a força de vontade! Comece hoje mesmo a se exercitar e a moldar o seu corpo, para que ele fique como você sempre sonhou!

Agora eu vou mencionar a coisa mais importante relacionada à necessidade de estar em plena forma física para atrair pessoas e para ter um bom desempenho sexual: não é necessário! Isso mesmo! A grande maioria das pessoas, em todo o mundo, não está em plena forma física e está tudo bem se você também não estiver. O importante é que qualquer pessoa saudável pode ter relações sexuais prazerosas e atrair muitas pessoas. De uma maneira geral, a autoestima, os sentimentos, o companheirismo e muitas outras características humanas são tão ou mais importantes no relacionamento sexual e na vida das pessoas do que a forma física.

"
A forma física,
juntamente com a
beleza do rosto da pessoa,
são os fatores estéticos
mais relevantes na atração.
"

4

A importância da beleza feminina na atração dos homens

Qual é a definição de beleza? Existem duas definições para isso: a definição universal e a regional, ou cultural. Por exemplo, quando vemos imagens das mulheres tailandesas que colocam muitas argolas no pescoço para deixá-lo maior, ou quando vemos os enormes discos colocados nos lábios dos indígenas da América do Sul, esses são padrões de beleza claramente regionais, mas o mais importante é a beleza universal.

Na cirurgia estética, tudo pode ser medido, descrito e definido por padrões matemáticos, desde o número de folículos necessários para se ter cabelos bonitos até a proporção do tamanho dos dedos do pé. Mas a atração depende somente da matemática das proporções do corpo? Claro que não! Quem já notou que muitos homens "fogem" com as mulheres mais "feias"? E por que isso acontece? Porque ela escolheu ser alegre, não critica o seu homem e cultiva e usa bem a sua sexualidade, seu charme e a postura de vida. Isso torna mulheres não tão bonitas mais atraentes do que muitas mulheres fisicamente lindas. E o mesmo vale para as mulheres bonitas que muitas vezes preferem os homens mais "feios", fora do padrão de beleza masculina. Nesses casos é comum que as pessoas se perguntem: "O que uma mulher linda como ela está fazendo com um homem tão feio como aquele?".

Eu vou dar para você as noções matemáticas básicas do conceito de beleza feminina, mas depois vou deixar de lado essa abordagem da beleza física e falar mais sobre o poder da atração, que é muito mais importante.

Conheça agora alguns "números" da beleza matemática universal.

Os olhos de uma mulher bonita devem estar separados pela exata medida de um olho, ou seja, imagine que entre um olho e outro houvesse um terceiro olho, do tamanho exato dos outros dois. Essa é a medida perfeita da distância entre os olhos. Distâncias maiores ou menores passam para o cérebro a sensação de que o rosto não é harmônico, ou seja, não é belo. Em outras palavras: para um rosto bonito, os olhos não podem ser nem muito juntos nem muito separados!

Os olhos de uma mulher linda têm que apresentar uma inclinação, ou seja, as pontas dos olhos que ficam mais próximas às orelhas devem estar um pouco mais elevadas do que as pontas que ficam mais próximas ao nariz, e o ângulo de inclinação precisa ser o mesmo nos dois olhos. Em algumas das cirurgias de rosto que eu faço, muitas vezes tenho que corrigir esse ângulo de inclinação, para deixar a minha paciente com os traços equilibrados, simétricos e ainda mais bonitos.

Para que a mulher seja perfeita, há uma "regra de ouro" que existe há centenas de anos: o rosto tem que obedecer a uma proporção básica: o tamanho da testa tem que ser o mesmo da distância entre a testa e a parte superior da boca e a mesma distância entre a parte superior da boca e a ponta do queixo.

Outro aspecto que define a beleza, para o nosso cérebro, são os ângulos de inclinação das orelhas, que precisam ter o mesmo ângulo de inclinação do nariz.

Um ponto importante e, até certo ponto, curioso, é que pessoas com mandíbulas mais quadradas sempre fotografam melhor e são mais atraentes.

Outra regra matemática da beleza diz respeito à altura da mulher em relação ao tamanho da cabeça. Uma mulher linda tem a altura equivalente a sete vezes o tamanho de sua cabeça. Ou seja, não importa se a mulher é alta ou baixa, o que importa é que a sua altura seja proporcional ao tamanho da sua cabeça. Essa proporção é seguida há muitos séculos pelos escultores mais famosos, especializados em esculturas femininas.

Essa proporção de "sete cabeças" é utilizada para a definição de mulheres bonitas, mas existem poucas mulheres que têm uma proporção ainda melhor, de oito cabeças e meia. Essa proporção, para o nosso cérebro, define "deusas", mulheres perfeitas e inigualáveis!

Aqui vão mais algumas regras matemáticas que definem a beleza feminina:

- A parte inferior dos seios deve cair na metade do braço (entre o cotovelo e o ombro);
- Quando o braço está esticado para baixo, a junção do dedão com a mão deve estar na linha logo abaixo do glúteo, onde termina o bumbum e começa a perna;
- Quando vista de perfil, o bumbum de uma mulher linda deve ser grande o suficiente para estar projetado para fora da linha da escápula;
- Se você dividir o tamanho da cintura de uma mulher linda pelo tamanho do quadril, o resultado deve ser 0,6, que é o padrão utilizado em concursos de beleza. Basicamente, todas as mulheres que ganharam o concurso Miss Universo tinham entre 0,6 e 0,7;
- Em uma mulher linda (quando em pé e com as pernas juntas), as coxas, logo abaixo da vagina, não devem se tocar, ou, como dizemos na cirurgia plástica, essa área, chamada de área 7, precisa ter passagem de luz. E as pernas nunca se tocam, desde a área íntima até embaixo, sendo que as pernas devem ficar progressivamente mais finas, até chegar aos tornozelos.

Esses são apenas alguns exemplos de como a beleza física pode ser matematicamente definida. Existem regras para tudo nessa área!

Agora, vamos esquecer um pouco essas regras matemáticas da beleza e focar na atração feminina, que é o que realmente conquista.

Eu fui jurado em concursos de beleza, em diversos países, como o Miss Brasil, Miss África do Sul, Miss Venezuela, Miss Colômbia, Miss Universo, enfim, tenho uma boa experiência nisso. E nesses concursos, uma coisa que chamou muito a minha atenção é que, apesar de as participantes serem mulheres matematicamente lindas, poucas delas eram realmente atraentes, pois eram "sem graça", sem o "algo a mais" que realmente atrai os homens, aquele carisma.

E o que é atração?

A atração está em ser alegre, espontânea, radiante. A vida nem sempre é fácil para nenhum de nós, mas as pessoas realmente atraentes são aquelas que escolhem sorrir ao invés de chorar ou zangar. Atração é não suprimir a sexualidade que especialmente nós, latinos, temos de sobra.

As pessoas mais atraentes são aquelas que cultivam a sua sexualidade, que fica implícita em seu modo de andar, de falar e de gesticular, mas, por favor, não confunda cultivar a sexualidade com vulgaridade ou sexualidade explícita. Aliás, não há coisa mais atraente do que a sutileza na sexualidade!

Atrair é saber conquistar, flertar. E o que é flertar? Flertar é olhar diretamente nos olhos, sorrir quando você fala, ser alegre, bem-humorada, mostrar interesse na vida de quem você gosta. Flertar é algo que se pratica e pode ser melhorado sempre. Você não precisa dormir com a pessoa para despertar o interesse dela, basta sorrir e saber flertar.

Resumindo, para ser atraente, você precisa ser alegre, se cuidar e cultivar a sua sensualidade. E não se esqueça da lição mais importante deste capítulo: a atração é muito mais importante do que a beleza numérica!

5

Você não é como se vê no espelho

A BELEZA ESTÉTICA, COMO JÁ MENCIONEI, é um dos fatores que mais impactam na sexualidade humana, pois influencia diretamente na escolha e aceitação de parceiros. Tudo tem relação com a reprodução humana, ou seja, são instintos e desejos primários, guiados por aspectos humanos dos quais muitas vezes sequer nos damos conta.

Dentro dessa lógica, estarmos bonitos ou nos sentirmos bonitos é algo muito importante, vital até mesmo para a nossa estabilidade emocional. Poucas pessoas, homens ou mulheres, podem dizer que estão 100% satisfeitos com a sua aparência física, mas o que nos incomoda nunca é algo tão relevante que nos deixe muito mal ou deprimidos. No entanto, existem muitas pessoas que não conseguem se enxergar como realmente são e a sua insatisfação com a aparência se torna um grande problema, levando à depressão ou à obsessão em realizar mudanças e intervenções estéticas, para que possam se sentir mais bonitas e melhor consigo mesmas. Contudo, por mais que façam essas intervenções estéticas, a maioria delas nunca fica satisfeita com a própria aparência e a infelicidade só aumenta, assim como o sentimento de frustração.

Essa incapacidade, que muitas pessoas têm, de se enxergar como realmente são e se acharem sempre feias é chamada de dismorfia corporal. É uma patologia psiquiátrica que precisa de cuidados médicos e que traz grande sofrimento para o paciente e sua família.

Agora eu vou falar sobre as insatisfações comuns quanto à beleza, e que todos nós temos, em um maior ou menor grau. E a primeira informação importante sobre isso é que você não é realmente como se vê no espelho!

Está provado cientificamente que a forma como o nosso cérebro interpreta a nossa imagem em um espelho é um pouco diferente da realidade, portanto, não se norteie 100% no reflexo que você vê. A imagem de duas dimensões do espelho é "incompleta" e o nosso cérebro "preenche" o que falta, ou seja, o que vemos no espelho é parcialmente criado pelo nosso cérebro e não a realidade.

Devido à essa imperfeição da imagem que vemos no espelho, é muito comum vermos pessoas fortes que acham que têm poucos músculos e pessoas já magras achando que precisam emagrecer ainda mais. Por esse motivo, devemos utilizar o espelho apenas como uma referência de aparência, ou para utilidades práticas, como fazer a barba ou a maquiagem, pentear os cabelos, avaliar espinhas e manchas na pele etc. Então, lembre-se sempre de que o que você vê no espelho reflete mais o que a sua mente vê do que a realidade.

Já o que você vê em fotografias pode retratar melhor a realidade, que é como as pessoas veem você. Eu digo "pode", porque muitas vezes as fotos são tiradas em ângulos ou com uma iluminação que pode favorecer ou desfavorecer a pessoa fotografada. E, por favor, nem considere as fotos que foram alteradas com filtros, que nada mais são do que uma criação tecnológica para simular uma imagem, fazendo com que as pessoas pareçam mais bonitas.

Não gostar muito da pessoa que você vê no espelho é normal, mas, se você "odeia" essa pessoa, pode ter algo errado, psicologicamente falando. Fique atento a esse sinal e tenha força para pedir ajuda, se necessário.

6

Segredos para atrair um homem

Como uma pessoa pode "telegrafar" para outra a atração, dizendo que está pronta para reproduzir? Antes de responder a essa questão, preciso explicar algo muito importante sobre a natureza humana.

Os seres humanos foram criados por Deus para se reproduzirem e, ao mesmo tempo, Ele nos deu a capacidade de sermos felizes. Todo o mecanismo natural da reprodução humana depende do ato sexual: sem sexo, não há reprodução natural e, por essa razão, Deus nos criou com o desejo sexual, para que a reprodução possa acontecer. E mais do que isso, Ele nos deu a capacidade de escolher os melhores parceiros para que a nossa reprodução possa gerar filhos e filhas saudáveis e, por esse motivo, nós sentimos atração por determinadas pessoas, cujas características e qualidades nos mostram que podem gerar filhos mais saudáveis e inteligentes. Inconscientemente, desde que a humanidade existe, as pessoas escolhem seus parceiros e parceiras de acordo com padrões que apresentam saúde corporal e mental. É um processo instintivo, mas nós sentimos mais atração por pessoas que demonstrem a capacidade de gerar filhos mais saudáveis, bonitos e inteligentes.

Para identificar os parceiros ou parceiras mais interessantes, há padrões que já foram cientificamente mapeados. Existem características no corpo das mulheres que são irresistíveis para os homens e eles escolhem suas parceiras com base na qualidade dessas características.

Algumas partes do corpo feminino despertam a atração masculina e essas partes do corpo tem a ver com "decotes". Temos, então, o decote dos seios, porque a mulher que não pode oferecer uma boa nutrição não vai ter seios bonitos. Então, a mulher com seios bonitos e que mostra o decote está, de maneira inconsciente, dizendo "estou pronta para reproduzir". Outro "decote" que também indica que a mulher está pronta para se reproduzir é o do bumbum.

O tamanho e formato dos seios e do bumbum são importantes nesse processo da atração. Como eu já disse, existem padrões universais de beleza, padrões regionais e padrões que são considerados "modismos". Por exemplo, até os anos 1980, as mulheres consideradas lindas, pelos padrões da época, eram as mais "cheinhas", com grandes seios e muitas curvas. A partir de então, o padrão mudou muito.

Os padrões atuais de beleza, tendo em vista a "moda" atual, privilegiam mulheres bem magras, com musculatura mais definida, seios não tão grandes, mas com o bumbum bem maior. Atualmente, como eu costumo dizer, a beleza da "moda" é "gluteocêntrica"!

Os padrões de beleza ditados pela "moda", mesmo em um determinado período de tempo, também podem variar de acordo com a classe social. Dou como exemplo, nos dias de hoje, o formato e tamanho do bumbum feminino. Apesar de os bumbuns grandes estarem na moda, pessoas de classes sociais mais baixas, tanto no Brasil quanto em outros lugares do mundo, tendem a preferir bumbuns ainda maiores e com um formato diferente do que é considerado como beleza universal. Pessoas de classes sociais mais elevadas tendem a preferir bumbuns um pouco menores e com um formato mais próximo do "tradicional".

Mas, independentemente da moda, existe a beleza considerada universal e atemporal. Determinados formatos de bumbum e de seios seguem padrões que agradam e atraem homens em qualquer época.

Ainda seguindo os instintos "animais" dos seres humanos em busca do "acasalamento" para gerar filhos saudáveis e bonitos, os homens acabam percebendo fatores como pele com aparência jovem, corada, e quadris um pouco mais largos, que possam indicar uma boa reprodutora. A juventude é um grande atrativo por essa razão, pois mulheres mais jovens são melhores reprodutoras.

Entretanto, como os homens dos dias não são guiados exclusivamente pelo aspecto reprodutivo instintivo e a razão e a emoção acabam sendo fatores decisivos, mulheres mais velhas podem ser mais atraentes do que outras mais novas. Mesmo assim, uma mulher que já não seja muito jovem deve se cuidar para não ter uma aparência envelhecida e desgastada desnecessariamente. Essa é a razão principal da existência de um grande "arsenal" de produtos e procedimentos voltados para o público feminino, para que pele, corpo e cabelos pareçam ser jovens, mesmo em mulheres mais velhas.

Outro aspecto importante na atração é o "charme", que é um conceito bem subjetivo, e varia de pessoa para pessoa, sendo imprescindível para a conquista. Isso vale tanto para as mulheres quanto para os homens.

O charme pode ser definido de muitas formas, mas basicamente é a capacidade de sedução, de fazer com que a outra pessoa fique deslumbrada e encantada. E isso tem muito mais relação com a vivência da pessoa, com o seu conhecimento e sua simpatia.

"
O charme pode ser definido
de muitas formas mas,
basicamente é a
capacidade de sedução,
de fazer com que
a outra pessoa fique
deslumbrada e encantada.
"

7

Como atrair uma mulher

Este é um livro que trata da ciência do sexo, mas antes do sexo existe a conquista, o período em que as pessoas estão procurando parceiros, quando conhecem alguém interessante e querem se aprofundar em um relacionamento que certamente levará ao sexo.

Contudo, também existem situações em que, mesmo sem o interesse em um relacionamento mais profundo e duradouro, a pessoa procura um relacionamento mais casual, leve, mas que envolva sexo e, de preferência, que ele aconteça logo.

Esse período de procura e de conhecer pessoas envolve um "ritual", que busca a conquista. Historicamente os homens cobiçavam as mulheres como tesouros e as mulheres sabiam se valorizar, criando o "clima" necessário para que o homem a conquistasse, mas, na prática, era tudo "controlado" pelos homens. Hoje o mundo mudou e, nesse aspecto, mudou para melhor. As mulheres passaram a ter um papel muito mais ativo no processo de conquista e, por isso, a "arte" de conquistar uma mulher passou a ser algo mais complexo e cheio de nuances.

As "armas" usadas por homens e mulheres na "paquera" muitas vezes são as mesmas, mas existem algumas exclusivamente usadas por homens e outras exclusivamente usadas por mulheres.

Para começar, há nisso um fator fisiológico. Nós, seres humanos, somos animais e temos muitos instintos primitivos, sendo que o instinto ligado ao sexo é um dos mais primitivos que temos, pois tem a ver com a preservação da espécie e da perpetuação da nossa linhagem na Terra. Isso é instinto muito mais do que razão. Mesmo quando pensamos em sexo sem que esteja relacionado à reprodução, apenas pelo prazer, esse prazer vem do instinto primitivo da reprodução.

Na atração sexual que duas pessoas sentem, existem fatores fisiológicos muito fortes. É comum dizermos que existe ou não "química" entre duas pessoas e isso é uma grande verdade nesse assunto. A atração muitas vezes começa com o cheiro. Isso mesmo! Existe uma substância química chamada feromônio, que produz um cheiro que o nosso cérebro pode interpretar como sexualmente atrativo. Existem os feromônios masculinos e os femininos e cada um tem a capacidade de atrair, de maneira instintiva, o sexo oposto. Existem até mesmo perfumes que utilizam feromônios para que a pessoa que o usa fique mais atraente para o sexo oposto.

Assim, se o cheiro exalado tem a capacidade de atrair sexualmente uma outra pessoa, de maneira instintiva, ainda que não seja com o uso de feromônios, para que você seja atrativo(a) é importante estar limpo(a) e cheiroso(a)!

E falando mais especificamente de como um homem pode conquistar uma mulher, existem alguns fatores que despertam o interesse feminino, e que podem ser mais ou menos racionais, porque tudo que envolve sexo e relacionamentos está ligado a razão, emoção e instintos.

Quero deixar muito claro que cada pessoa é diferente e tem suas peculiaridades. Apesar de existirem fatores inerentes a todos os seres humanos, a diversidade de interesses, gostos, preferências e sexualidade é enorme. Mesmo assim, existem padrões que podem ser utilizados para conquistar um parceiro(a).

Algumas características tornam os homens mais atraentes para as mulheres. Quando digo "atraentes", eu me refiro literalmente à atração, não à beleza. Em geral a mulher gosta de um homem decidido, que sabe o que quer e demonstra um comportamento dominante de "macho alfa". Isso é instintivo. Mesmo que racionalmente ela não entenda isso como um fator decisivo para se sentir atraída, ela acaba se sentindo dessa forma. Mas não confunda ser dominante e mostrar que sabe o que quer com ser machista ou alguém que impõe suas vontades e opiniões a qualquer custo. Isso é algo que vai contra outros fatores que atraem as mulheres, que são a elegância e a educação.

Elegância e educação são características que atraem muito as mulheres, especialmente as que têm um nível mais elevado e apreciam o bom gosto e a inteligência. E a inteligência nos leva a outra característica muito apreciada pelas mulheres: o bom humor. Quando um homem sabe ser divertido – sem exagerar na dose a ponto de se tornar inconveniente –, ele certamente agradará às mulheres.

Atitude é uma palavra "mágica" no que diz respeito à atração que uma mulher pode sentir por um homem. Homens destemidos, aventureiros, que não deixam a vida cair na mesmice, são os mais cobiçados pelas mulheres. Homens medrosos, entediantes, que não fazem nada de diferente, não correm riscos, não surpreendem em momento algum, são os que as mulheres acabam não dando valor.

Os pontos que podem ser utilizados na conquista de uma mulher são muitos, mas, para finalizar, vou falar de algo que é absolutamente óbvio, e, curiosamente, não é seguido ou sequer compreendido por muitos homens: o romantismo. Ser romântico é algo que encanta, porém, junto com o romantismo deve haver aquela "pegada" sensual. Romantismo sem sensualidade acaba sendo algo incompleto, como um relacionamento sem sexo, platônico.

O importante é que você entenda que precisa haver "química", que as suas características sejam atraentes para a pessoa que você deseja conquistar e existe um fortíssimo componente fisiológico por trás dos "mistérios" da atração.

> Ser romântico é algo que encanta mas, junto com o romantismo, deve haver aquela "pegada" sensual. Romantismo sem sensualidade acaba sendo algo incompleto, como um relacionamento sem sexo, platônico.

A importância da autoestima na conquista

A AUTOESTIMA É UM IMPORTANTE ASPECTO que influencia de maneira decisiva a nossa capacidade de atrair outras pessoas, de aproveitar o lado bom da vida e de sermos felizes.

Para você entender melhor, vou começar falando sobre um problema psiquiátrico chamado dismorfia corporal. Esse transtorno faz com que uma pessoa não se veja da mesma forma que todas as outras a veem. Ou seja, as outras pessoas enxergam você de uma forma, mas você pensa algo totalmente diferente sobre si mesmo. Isso afeta muito o dia a dia de quem possui esse problema. Todos nós, em um nível ou outro, acabamos não gostando muito da pessoa que vemos no espelho, mas temos que saber lutar contra isso e aprender a gostar do que vemos.

Muito do que afeta negativamente a nossa autoestima tem a ver com críticas recebidas de pessoas que desejam unicamente nos "derrubar". São pessoas negativas e que não querem o nosso bem e o nosso crescimento. Muitas vezes é difícil identificar essas pessoas, porque muitas aparentemente são "amigos" ou "amigas", mas, na verdade, não se importam realmente com você e falam coisas para minar a sua autoestima. Você precisa identificar essas pessoas e se afastar delas o mais rápido possível.

Todo o mundo elogia a beleza da mulher brasileira, mas muitos namorados e maridos não fazem isso, pelo contrário. Eles acabam sendo responsáveis pela baixa autoestima de suas mulheres.

Na questão estética, que é o principal fator que afeta a autoestima das mulheres, você precisa ter em mente que praticamente tudo pode ser "consertado" ou melhorado. Existem procedimentos estéticos para quase tudo e, ainda, como último recurso, existe a cirurgia plástica. Da cabeça aos pés, tudo pode ser modificado, tornando uma mulher ainda mais bonita ou corrigindo problemas estéticos reais.

Existem tratamentos estéticos para praticamente tudo – os não invasivos, os pouco invasivos e as cirurgias. Todo esse "arsenal" de tratamentos pode resolver tanto problemas simples quanto os mais difíceis. É possível amenizar e até acabar com cravos e espinhas, "esticar" a pele flácida, reverter a queda de cabelo, amenizar e eliminar rugas, estrias, celulite, deixar o abdômen definido, aumentar e levantar seios e bumbum, corrigir o nariz e modificar as proporções do rosto com a harmonização facial, deixar os dentes brancos e bonitos, além de muitos outros problemas que podem ser tratados.

Mas a autoestima não se resume em apenas sentir-se bem com o próprio corpo, sentindo-se bonito(a). Cultura, extroversão, vestir-se bem e um bom círculo de amizades são fatores que contribuem muito para a autoestima, tanto de homens, quanto de mulheres.

Mas existem alguns fatores que são críticos para aumentar a autoestima. Posso citar, por exemplo, a forma como você se vê. A pessoa com baixa autoestima normalmente tem uma visão equivocada de si mesma. Não sabe dar valor às suas qualidades e dá grande valor aos seus defeitos.

Todos nós temos qualidades e defeitos, mas a visão que temos desses dois fatores determinam a nossa autoestima.

No processo de "paquera" ou tentando conquistar alguém, se a sua autoestima estiver baixa, a autoconfiança provavelmente estará e sem uma boa dose de autoconfiança fica bem mais difícil exercer o seu potencial de conquista.

> A autoestima é um
> importante aspecto que
> influencia de maneira
> decisiva a nossa capacidade
> de atrair outras pessoas,
> de aproveitar o lado bom
> da vida e de sermos felizes.

9

Autoestima e sexualidade

por Luciana Rodrigues

Para uma maior compreensão de como a autoestima se relaciona com a sexualidade, primeiramente vamos elucidar do que se trata, afinal, quando falamos de autoestima.

Em termos gerais, a autoestima é a estima de si, ou seja, como nos estimamos, um sentimento de si e de como percebemos a nós mesmos, tendo essa percepção influência em todas as nossas ações e posicionamentos diante da vida. A autoestima tem sua matriz na infância, nas primeiras relações da criança com os pais ou com quem exerce a função de tutor ou cuidador, portanto, pessoas que são consideradas importantes para ela. Também está relacionada à constituição do Eu, na qual é formada uma imagem de si que repercute diretamente na autoestima. Mas como o Eu se constitui?

Quando a criança nasce ainda não há um Eu integrado formando uma unidade. O corpo do bebê está em processo de maturação neurológica e seu psiquismo é muito deficitário, ainda não há uma percepção por parte dele de que ele existe independente do mundo externo e do outro.

Sendo assim, não há uma unidade do Eu integrado e, sim, apenas sensações corpóreas fragmentadas e necessidades físicas que buscam ser satisfeitas, como fome, sede, frio etc. Com o passar do tempo e na relação com o outro primordial que lida com o bebê é que o Eu irá se constituir. A imagem de si é dada por esse outro e, portanto, é preciso que haja o olhar e investimento deste para que o Eu passe a se formar. Com o avançar do desenvolvimento neurológico e psíquico, o bebê começa a perceber a existência do mundo externo que o cerca e a separação entre ele e o outro ser que se relaciona com ele, pois até então não havia essa percepção e todas as vivências eram voltadas para a própria satisfação.

Entre a fase de indiferença do bebê quanto ao outro e a percepção da existência de um outro ser separado do bebê, existe o que é chamado de narcisismo, que nada mais é do que a libido, ou seja, a energia e o amor que são investidos em si, o amor próprio. A autoestima está diretamente relacionada com o narcisismo, isto é, ao quanto se estima a si mesmo. Sendo assim, primeiro há o investimento do amor do bebê em si mesmo e depois surge o amor pelos outros.

A glorificação do amor próprio tem a ver com o olhar materno, aqui entendido como o de quem estabelece as primeiras relações com o bebê, ou seja, quem exerce a função materna. Um olhar que não é apenas o olhar da mãe a um ser externo e separado dela, mas de uma mãe que olha seu bebê como um objeto de seu próprio narcisismo, conferindo algum valor ao bebê. Assim, primeiramente, é de extrema importância a ocorrência de um olhar materno que institui o narcisismo da criança como uma extensão do próprio narcisismo da mãe. É a partir dessa imagem que lhe é dada pelo outro, positiva ou negativa, que a criança se instala no mundo. Com isso, podemos conceber o que ocorre no narcisismo como referência ao amor pela própria imagem.

Segundo Freud[1], no narcisismo o sujeito trata a si próprio como alguém trata seu objeto de amor. Assim, podemos considerar que o

---

[1] FREUD, S. (1914) Sobre o narcisismo: uma introdução in *Obras Psicológicas Completas de Sigmund Freud*, Vol. XIV, Trad. Jayme Salomão, Rio de Janeiro: Imago, 1996.

primeiro investimento libidinal da criança é o seu próprio Eu. A fonte dessa libido, considerada nesse contexto como energia sexual e amorosa, encontra-se nas primeiras inter-relações da criança e, portanto, para que ela possa investir sua libido em algo ou alguém, ela precisa ter sido investida também.

Esse investimento primordial deve ter sido proveniente das primeiras relações, na maioria das vezes, dos "pais". Mais que isso, para que tal investimento possa constituir uma matriz da autoestima, do amor próprio e do eu ideal, não só tem que ter sido investida pelos pais, mas em algum momento deve ter sentido que esse investimento foi realizado unicamente por ela ser aquela criança específica. Isso quer dizer que a criança precisa ter se sentido, em algum momento, muito especial, a *majestade o bebê*[2], como Freud referiu.

É necessário que a criança perceba que todo aquele investimento só ocorreu em razão de ela ter sido colocada em um lugar de excelência para os pais. Sem essa sensação de em algum momento ter sido investida dessa forma, a constituição de uma matriz positiva do amor próprio torna-se comprometida. A criança é amada pelo lugar simbólico que ocupa para os pais. Podemos observar que, antes mesmo do nascimento, já é instaurado um lugar para ela no mundo, sendo este lugar estabelecido conforme o desejo e projeção dos pais. Um exemplo disso é que o bebê recebe um nome que já contém uma significação, dizem com quem se parece, fazem projeções do que será ou terá, ou seja, a criança se constitui no registro simbólico fornecido pelo outro desde o início e isso instala o seu lugar subjetivo enquanto sujeito no mundo. O Eu é constituído por esse amor reflexivo sobre a imagem que imagino que fazem de mim, é como uma amálgama das fantasias dos pais e da criança em relação a ela e isso marca a existência e instala o sujeito no mundo.

É baseado nessa perspectiva que podemos considerar que não existe uma realidade concreta e sim que a realidade é sempre psíqui-

---

[2] Idem, p. 98.

ca, isso quer dizer que recortamos e enxergamos o mundo conforme o lugar simbólico no qual nos constituímos como sujeitos. Dessa forma, o que existe é uma realidade sempre criada e que pode ser recriada a partir do momento que rompemos com esse lugar e tomamos para nós outra posição subjetiva diante do mundo, e é dessa forma que podemos criar nosso próprio destino. Nessa perspectiva, o fato de ter havido comprometimentos na matriz do amor próprio não quer dizer que o sujeito esteja preso a isso para sempre. Os percalços da vida podem fazer com que o sujeito deseje mudar de posição subjetiva e se transformar a partir das próprias precariedades. Muitas são as histórias de superação e mudança do curso da vida. Existe uma motivação, muitas vezes inconsciente, uma fantasia que move o sujeito a transformar a própria história.

Sendo assim, a autoestima é aquilo que expressa o tamanho do Eu e o quanto o estimamos. É importante salientar que a autoestima está relacionada com duas questões importantes. Uma delas diz respeito ao ideal que construímos para nós. Um ideal muito elevado nos coloca em uma posição aquém e isso faz com que nos esforcemos para ajustar nosso sentimento de si com nossa imagem idealizada. Porém, um ideal muito reduzido pode nos levar a não investir muito na busca por nossas realizações pessoais na vida. Pessoas que foram amadas, desejadas e que tiveram um bom investimento do outro na infância, provavelmente formaram uma autoimagem positiva de si e possuem autoestima elevada, fazendo com que se sintam mais capazes de buscar as conquistas e realizações de seus desejos. Ao contrário, a autoimagem negativa leva a uma autoestima baixa, envolvendo introversão, insegurança, sentimento de incapacidade, menos valia etc., fazendo com que a pessoa sinta-se muito pequena, aquém do ideal e incapaz de alcançá-lo. Geralmente, no que tange ao sentimento de inferioridade, ao contrário do que possa parecer, a pessoa possui uma expectativa de si muito elevada e pensa que deveria ser excepcional e, assim, se sente inferior. O sentimento de inferioridade pode advir de vivências de situações traumáticas, desamparo, falta de amor e investimento por parte das pessoas importantes na infância que, como vimos, são a base da constituição do Eu e, consequentemente, da autoestima do sujeito. Muitas vezes esse desamor pode ser interpretado e atravessado pela fantasia da criança de que as pessoas importantes para ela não a amaram o quanto poderiam por ela não ter valor algum.

Considerando a dimensão da realização de desejo, seja ele qual for, sempre há um risco que temos que assumir em relação à nossa autoestima para levá-lo adiante, uma vez que, diante de um desejo, muitas vezes acabamos tendo que escolher entre preservar nossa autoestima ou arriscar a nos frustrar. Alguém com autoestima elevada tende a optar por se arriscar e ir em busca de realizar o que deseja, pois possui uma perspectiva positiva sobre si e, de alguma maneira, acredita que irá se realizar. Uma baixa autoestima faz com que a pessoa recue, abra mão da realização do desejo e opte por não arriscar e preservar a imagem de si. Por essa razão, uma pessoa com baixa autoestima apresenta certo grau de depressão, na qual há uma perda da relação com o prazer e muito autojulgamento, que a consomem emocionalmente e acabam por não permitir que ela se arrisque em realizar seus desejos. Abrir mão do desejo sempre leva a algum grau de tristeza e insatisfação.

Diante de tudo isso, podemos dizer que a autoestima tem influência direta na sexualidade e é fundamental para uma vida sexual satisfatória.

No campo das relações amorosas, ser amado, correspondido e ter a pessoa desejada ou amada, eleva a autoestima. Podemos também observar o contrário e a literatura e as artes nos mostram, ao longo da história, o quanto um amor não correspondido pode acarretar em sentimentos de menos valia, tristeza, apatia e sofrimento psíquico.

Pessoas com um bom nível de autoestima respeitam mais a si mesmas e exigem serem respeitadas pelos outros, sentindo-se merecedoras de amor e capazes de serem amadas. Além disso, quanto mais houver aceitação pessoal, incluindo a imagem corporal e conhecimento do próprio corpo, maiores são as possibilidades de realização e satisfação sexual.

No cotidiano da clínica, é comum o relato de queixas e sintomas sexuais que, ao serem analisados, descobrimos que estão relacionados a uma baixa autoestima e dificuldades com a imagem corporal que advém de um sentimento de si negativo, pois a pessoa pode até estar dentro dos padrões estéticos de seu tempo, mas não se sente bem com o próprio corpo. Frequentemente, um sujeito com baixa autoestima não gosta de seu corpo, assim como não gosta de qualquer outro aspecto de seu ser, ou seja, não estima a si mesmo de forma geral, tudo em relação a si é diminuído e desvalorizado.

Em casos extremos, dentre as dificuldades em relação à autoimagem, algumas pessoas podem apresentar transtorno de imagem corporal denominado Transtorno Dismórfico Corporal (TDC), que se caracteriza por afetar a percepção que o sujeito tem da própria imagem corporal, levando à distorção da imagem corporal e preocupações irracionais com o que considera imperfeições em alguma parte do corpo. O Transtorno Dismórfico Corporal é considerado um transtorno mental inserido no espectro obsessivo-compulsivo e acarreta uma baixa autoestima, podendo ocasionar dificuldades sexuais e interferir na vida sexual de quem sofre com ele. Vale salientar que, nesses casos, não se trata "apenas" de uma autoimagem corporal negativa ou não estar satisfeito com algum aspecto do corpo que leva a uma baixa autoestima e que pode ser tratado com intervenções cirúrgicas e estéticas que auxiliam na melhora da autoestima rebaixada. Trata-se de um adoecimento psíquico muito complexo que necessita de tratamento psiquiátrico medicamentoso e, fundamentalmente, tratamento psicológico, uma vez que intervenções no corpo nunca alcançam um resultado satisfatório ao olhar distorcido de quem possui esse transtorno mental. É importante que o cirurgião plástico ou profissional de estética identifique o problema e possa conduzir o caso de forma ética realizando os encaminhamentos necessários, o que, infelizmente, muitas vezes não ocorre e o sujeito acaba se transfigurando e jamais encontra satisfação no que vê, comprometendo em muito as relações interpessoais e amorosas.

Os padrões socioculturais de beleza determinam uma configuração física e estética que se modifica a cada época, assim, o que era reconhecido como belo em certo período de tempo, hoje pode não ser mais. Muitas vezes, não estar inserido nos padrões de beleza valorizados socialmente faz com que as pessoas não se sintam aceitas e reconhecidas pela sociedade, incidindo diretamente na autoestima. Geralmente, são pessoas que já possuem um sentimento de si negativo e que as expectativas sociais em relação ao padrão estético corroboram para a acentuação da baixa autoestima, uma vez que desejam corresponder a estes ideais.

As intervenções estéticas e cirúrgicas são recursos que a medicina oferece para reparar imperfeições que causam insatisfação com o corpo e que acabam por afetar a autoestima. Muitas são as insatisfações que podem levar uma pessoa a desejar uma intervenção no corpo, mas o fato é que não se sentir bem com o próprio corpo pode ocasionar um rebaixamento da autoestima e dificultar as relações sociais, amorosas e sexuais.

Considerando o campo das relações amorosas e, principalmente, sexuais, algumas vezes a insatisfação está, especificamente, na aparência dos órgãos sexuais, que podem ocasionar dificuldades com a sexualidade, pois causam inibição no momento de intimidade com o outro. Nesses casos, intervenções estéticas e cirúrgicas também podem ser utilizadas, trazendo grandes benefícios a quem sofre danos em sua autoestima devido a esses fatores.

Dessa forma, seja qual for o motivo, os procedimentos estéticos e cirúrgicos são recursos médicos e científicos que devem ser utilizados, pois auxiliam muito na solução de conflitos referentes à baixa autoestima em decorrência de insatisfação com a imagem corporal. Os cortes são feitos na carne, no real do corpo, mas os efeitos são na alma, na psique de quem sofre, promovendo transformações em diversos aspectos da vida, incluindo o campo afetivo e sexual.

Clinicamente, podemos observar que a insatisfação e a não aceitação do próprio corpo ou de alguma parte dele fazem com que algumas mulheres apresentem inibições no momento da relação sexual, prejudicando a obtenção do prazer e não alcançando o clímax da relação com o orgasmo, pois ficam o tempo todo do ato sexual preocupadas com o a aparência física em vez de usufruir do corpo e brincar com ele para sua própria satisfação sexual. É muito comum relatos de mulheres que se sentem inibidas ao se despirem diante do parceiro ou que só mantêm relação sexual com a luz apagada, tamanha a dificuldade de se permitirem serem vistas em razão da vergonha do próprio corpo e do medo de serem reprovadas pelo parceiro. Tais dificuldades também surgem após a maternidade, pois existe uma mudança corporal após uma gravidez e algumas mulheres se sentem bastante afetadas com tais transformações, acarretando em dificuldades na vida sexual. Entretanto, nem sempre a dificuldade passa pelo conflito com a imagem corporal, pois o sentimento de menos valia pode fazer com que não se sintam merecedoras de sentirem prazer e de se satisfazerem sexualmente. Nesses casos os comprometimentos psíquicos podem ser ainda mais profundos.

Embora as mulheres vivenciem isso com maior intensidade, não é apenas sobre elas que recaem as exigências dos padrões estéticos de beleza; os homens também apresentam sofrimento psíquico por não atingirem tais expectativas e a eles também é ofertada toda a gama de recursos estéticos com importantes resultados de melhora da autoestima.

Sexualmente, sobre os homens recaem cobranças socioculturais referentes à potência sexual, virilidade, tamanho do genital, podendo levar à exigência interna exacerbada por uma performance sexual ideal, gerando insegurança, sentimento de incapacidade, insatisfação consigo mesmo e outros sentimentos negativos que incidem sobre a autoestima e levam a dificuldades sexuais. Homens com baixa autoestima, e que se sentem impotentes na vida, podem apresentar, inclusive, disfunções sexuais como dificuldade de sustentar uma ereção, refletindo como se sentem subjetivamente enfraquecidos.

Sendo assim, no que tange o campo da sexualidade, podemos concluir que possuir uma autoestima elevada faz com que tenhamos uma melhor relação com o próprio corpo, aceitando-o e usufruindo dele, sem inibições, em busca de proporcionar prazer ao outro e a nós mesmos.

Um sentimento de si positivo proporciona autoconfiança para lançar o indivíduo à realização de seus desejos sem receio de se arriscar, seja na esfera das relações amorosas, sexuais ou da vida como um todo.

Sem dúvidas, conflitos referentes à autoestima refletem na sexualidade, mas como pudemos observar com tudo o que foi exposto, há formas de tratamento do sofrimento psíquico gerado, sendo a procura pelo auxílio de intervenções no corpo e o tratamento psicológico as ferramentas essenciais para a transformação da forma como a pessoa se enxerga, levando à mudança de posição subjetiva e possibilidades de traçar a próprio destino de maneira diferente, com maiores realizações na vida.

---

*Luciana Rodrigues é psicóloga e psicanalista, pós-graduada especialista em Teoria Psicanalítica. Desde a graduação sempre trabalhou com a interface entre psicanálise e medicina. Foi estagiária do serviço de psicoterapia psicanalítica do ambulatório de psiquiatria do HC da UNICAMP, trabalhou por quase uma década em ambulatório de sexualidade e HIV/Aids, onde implantou e coordenou o serviço de atendimento psicanalítico. É supervisora clínica e institucional de equipe multidisciplinar de saúde e assistência social e coordenadora de grupos de estudos psicanalíticos. Exerce atividade clínica em atendimento psicanalítico a adultos, crianças e adolescentes em consultório privado, tendo como foco de interesse e pesquisa a sexualidade humana, as psicossomáticas e a psicopatologia fundamental, entre outras atividades.

> Diante de tudo isso, podemos dizer que a autoestima tem influência direta na sexualidade e é fundamental para uma vida sexual satisfatória.

10

O desenvolvimento dos órgãos sexuais

EMBORA A DETERMINAÇÃO DO SEXO do bebê ocorra no momento da fecundação do óvulo, curiosamente, até 6-8 semanas, a morfologia de todo embrião é idêntica em ambos os sexos, ou seja, o órgão genital passa por um período indiferenciado. Os órgãos sexuais se desenvolvem a partir de uma mesma estrutura anatômica, sem se distinguir externamente. Por volta da 9ª semana de gestação, aparece uma pequena estrutura nas meninas, que se transformará no clitóris. Já nos meninos, por volta da 12ª semana, a mesma estrutura se desenvolve formando o pênis.

Os testículos formam-se no feto masculino na mesma posição em que se formam os ovários nos fetos femininos. Com 22 semanas, os testículos estão formados e contêm espermatozoides imaturos.

Com o início da transformação em menino, os tubos Müller começam a desaparecer e os tubos Wolff começam a produzir todos os elementos do órgão masculino.

Os órgãos sexuais masculinos se desenvolvem e tornam-se funcionais na adolescência. Esse processo pode começar mais cedo, a partir dos 9 anos de idade, mas sua ocorrência é mais comum dos 10 aos 14 anos.

Os testículos têm a função de criar espermatozoides e o hormônio testosterona. O tamanho normal de cada um é de 2,5cm e, geralmente, um é um pouco maior do que o outro. Eles começam a crescer, normalmente, aos 8 anos de idade e terminam seu desenvolvimento no final da adolescência.

Agora vou dar uma definição importante, sobre um fato que costuma confundir muitas pessoas: a diferença entre puberdade e adolescência. Puberdade se refere às mudanças corporais que acontecem durante a adolescência, as alterações biológicas e fisiológicas que conduzem o corpo humano à maturidade sexual. A adolescência corresponde ao período psicológico de transição entre ser criança e ser adulto.

Interessante que, durante a puberdade, os testículos começam a crescer primeiro e depois o pênis. Geralmente o pênis atinge seu tamanho máximo de 4 a 6 anos depois de iniciar o seu crescimento, e normalmente se dá por completo entre os 18 e 21 anos de idade. Por esta razão não é indicada a realização de qualquer procedimento no pênis, inclusive cirurgias, até que ele termine de crescer, ou seja, aos 21 anos de idade.

A anatomia do pênis é muito simples. É uma formação cilindroide com extremidade arredondada, cujo tecido tem a capacidade de encher e esvaziar de sangue, composto de dois corpos cavernosos (direito e esquerdo) e um corpo esponjoso.

O funcionamento do pênis é incrivelmente simples. Seus dois corpos cavernosos, paralelos, são como uma esponja suave, bem mole, que quando se enche de líquido fica endurecida. No pênis é a mesma coisa. Em cada corpo cavernoso existe uma artéria bem no meio, a artéria dorsal. E no meio dos corpos cavernosos, existe outra artéria, a chamada artéria profunda.

Quando o homem recebe um estímulo sexual, essas artérias aumentam de tamanho e o sangue preenche todo o tecido esponjoso, deixando-o endurecido. O termo técnico para esse enrijecimento é turgor.

Quando o momento de excitação passa, os músculos do pênis contraem a artéria profunda e a artéria dorsal. Com isso, menos sangue entra no pênis e ele volta a ficar flácido. O corpo esponjoso foi desenhado para não apertar a uretra, que passa dentro dele, na parte de baixo do pênis, e que serve para a eliminação da urina. Esse tecido protege a uretra, para que ela fique aberta, contra a pressão dos corpos cavernosos, enquanto estes criam a ereção do pênis. Assim, a ejaculação pode ser eficiente.

É muito importante entender o trajeto do principal nervo do pênis: o nervo pudendo. Ele começa nos nervos da coluna, na medula, passa pela região do ânus e na área pélvica; ele viaja por baixo do corpo, por baixo dos músculos que levantam os órgãos abdominais e passa em frente ao osso púbico, indo até o pênis e os testículos.

Aquela veia grande que se vê em cima do pênis, quando ele não está ereto, é a veia dorsal, que leva o sangue do pênis de volta para o corpo.

Em sua extremidade está a glande, uma porção dilatada conhecida como a "cabeça do pênis", sendo a parte mais sensível. É envolvida por uma camada de pele retrátil, o prepúcio, que pode ser removido cirurgicamente, se necessário. Na ponta da glande encontra-se a terminação da uretra, uma fenda por onde são liberados a urina e o esperma.

Tamanho do pênis

A grande verdade é que não há um tamanho considerado "normal" do pênis, estritamente falando. Do mesmo modo que cada parte do corpo humano difere – tanto em forma como em tamanho – em cada ser, o tamanho desse órgão também varia muito. Entretanto, mesmo não tendo um tamanho padrão, estipulado como certo ou errado, é possível ter alguns parâmetros, baseados em medidas médias.

O pênis flácido, em média, tem cerca de 8,8 cm, enquanto o pênis ereto tem um tamanho médio de 12,9 cm. A circunferência do pênis ereto geralmente é de 11,6 cm.

A maior parte do crescimento do pênis ocorre do nascimento aos 5 anos de idade e, depois, no primeiro ano da puberdade. O tamanho do órgão, quando a criança nasce, varia de 2 cm a 5 cm. Um dado importante é que o pênis não encolhe com a passagem dos anos.

A medida do pênis flácido praticamente não tem nenhuma relação com o tamanho do pênis ereto. A maioria dos homens observa esse tamanho de forma incorreta, o que pode gerar uma conclusão equivocada, tornando o assunto um verdadeiro tabu.

Contudo, existe uma condição rara, que afeta um em cada 200 homens, denominada como micropênis ou microfalo: quando o pênis de um adulto é menor que 4 cm em estado flácido ou 7,5 cm em estado ereto.

Um mito sem fundamento argumenta que o tamanho das mãos, ou mesmo dos pés, tem relação com o tamanho do pênis, mas não existe nada na ciência que comprove tal sugestão, embora isso se propague com a força de boatos. Mesmo a relação entre a altura e o tamanho do pênis ainda não foi comprovada pela comunidade científica. Há pesquisas que demonstram uma correlação, mas há outras que a contrariam, dizendo que não há uma relação significativa.

É interessante saber que uma investigação científica demonstrou uma correlação entre o tamanho do pênis e a proporção do tamanho do dedo anelar e o indicador. Segundo esse estudo, quando o dedo anelar é mais comprido do que o indicador, indica que o pênis é mais comprido do que o de homens cujo dedo indicador é maior do que o anelar.

Outro mito divulgado sugere a diferença do tamanho do pênis em relação às diversas raças, alegando, por exemplo, que africanos teriam um pênis mais comprido. Mas não há pesquisas sérias na literatura médica atual que comprovem qualquer evidência nesse sentido.

O tamanho do pênis importa para as mulheres?

Contrariando o pensamento da maioria dos homens que se preocupam com o comprimento do seu órgão sexual, um estudo com 50 mulheres demonstrou que a preferência está na espessura do pênis, pois para elas a grossura proporciona mais prazer do que o seu comprimento.

Na Europa, no Oriente Médio e na Ásia, o tamanho do pênis sempre foi considerado favorável, porém, uma exceção na história é a Grécia. Ao olharmos para as estátuas gregas que reproduzem o corpo masculino podemos observar que os pênis retratados são bem reduzidos. Na Grécia antiga, era valorizado o tamanho menor do pênis, considerado mais elegante.

Uma pesquisa realizada na Universidade de Utrecht demonstrou que o pênis de homens homossexuais é quase 1 cm maior do que a média em homens heterossexuais; e além de mais comprido, é também quase meio centímetro mais grosso.

O tamanho do pênis humano é o maior dentre todos os primatas, o que pode ser explicado pela ciência através do processo de evolução: segundo estudos, quando a humanidade tornou-se bípede, as alterações no sistema reprodutor feminino provocaram a necessidade de um alongamento do órgão sexual masculino, e esse aumento se deve à necessidade da fecundação, para que o esperma fosse perfeitamente depositado no útero da fêmea.

É possível aumentar o tamanho do pênis

Como cirurgião, eu faço procedimentos reconstrutivos no pênis e também para aumentar o tamanho do órgão masculino. Com a tecnologia que temos à nossa disposição, é possível, por exemplo, reconstruir o pênis de um homem que tenha sido atingido por um terrível acidente. Da mesma forma que reconstruções dificílimas são possíveis, existem cirurgias, mais ou menos invasivas, que possibilitam aumentar o tamanho do pênis do paciente.

Em cirurgias de reconstrução, utilizamos como retalho mais comum, parte do antebraço. São utilizadas as artérias, as veias, a pele e os nervos do braço, e a ereção, mais tarde, é obtida com um implante de silicone e água de sal, que tem uma bombinha que pode ser colocada no escroto. O paciente tem um pequeno grau de escolha no comprimento do novo pênis e ele é capaz de micturar, porque uma nova uretra é construída dentro desse pênis. Os nervos do antebraço acabam provendo a sensibilidade do órgão novo e, em alguns casos, conseguem provocar até orgasmos. Porém, como consequência, essa cirurgia deixa uma cicatriz grande no antebraço.

Agora eu quero falar um pouquinho sobre o alongamento do pênis. É possível alongar o pênis sem cirurgia, com exercícios específicos que são bastante eficientes.

A prática desses exercícios consiste em um processo simples, e leva poucos minutos por dia. Segure a glande (a "cabeça" do pênis) com o polegar e o indicador e puxe o pênis para cima por 10 segundos, em um movimento de alongamento. Em seguida, puxe para a esquerda, também por dez segundos e, por último, puxe para a direita, por mais dez segundos. Você pode repetir esse procedimento por uma a duas vezes por dia, por 5 minutos.

Um outro famoso exercício do pênis é chamado jelqing. Você também utiliza o indicador e o polegar, mas, diferentemente do exercício anterior, você deve pressioná-los na base do pênis, e movimentá-los como se fosse uma "ordenha". Formando um anel com o polegar e o indicador, como se estivesse fazendo um "OK" com esses dedos na base do pênis, você começa a apertar, até que sinta um pouco de pressão. Arraste os dedos de baixo para cima, mantendo a pressão, até a cabeça do pênis. O movimento inteiro deve levar de 3 a 5 segundos. Se estiver fazendo muita pressão ou puxando demais, reduza. Esse exercício deve ser feito todos os dias, por até 20 minutos. Para evitar ferimentos, é aconselhável o uso de gel do tipo KY ou algum creme que ajude os dedos a deslizarem pela pele do pênis. Eu prefiro a vitamina E líquida, porque é saudável para a pele. Esses exercícios também podem ser feitos sem nenhum creme, mas sempre cautelosamente, não colocando muita pressão no pênis, para não causar danos.

Como cirurgião plástico eu posso dizer que esticar a pele realmente funciona. É possível ganhar, rapidamente, 30% de alongamento da pele e com o tempo, muito mais.

A expansão tecidual se desenvolveu nas últimas décadas como um procedimento de rotina na cirurgia plástica. São utilizados expansores para aumentar a pele em uma determinada área, e funciona muito bem. O expansor é, basicamente, uma bola com água e sal, usada para aumentar a quantidade de pele, que por sua vez é utilizada posteriormente conforme a necessidade, como por exemplo cobrir feridas enormes.

No couro cabeludo, essa técnica pode servir para eliminar a área calva. A pele dos lados da cabeça primeiramente é esticada e posteriormente substitui a pele calva no topo da cabeça, que é removida. As partes laterais de pele esticada, unidas no topo da cabeça, trazem com elas o cabelo. É uma técnica usada na plástica há mais de 100 anos.

Então esses exercícios diários que esticam o pênis, na minha opinião, feitos da maneira correta e sem exageros, trazem bons resultados para aumentar o órgão masculino. Existem pessoas que criticam o alongamento do pênis com o uso desses exercícios, mas há pesquisas no campo da urologia demonstrando que, se o pênis tem uma curva, eles ajudam a endireitar.

Outro fato importante é que esses exercícios também estimulam o pênis, melhorando a habilidade de obter um orgasmo, o controle na ejaculação e até o seu conteúdo. Essa massagem é boa para a saúde do pênis.

O ideal para fazer exercícios é que o pênis esteja de 30% a 50% enrijecido, ou seja, não deve ser feito com uma ereção de 100%. O pênis, neste caso, deve estar semiereto, e quando a seguir eu mencionar o uso de pesos, o pênis tem que estar completamente flácido. É muito importante que esses exercícios não sejam feitos com o pênis totalmente ereto.

Ao puxar o pênis durante esses exercícios, é para sentir que ele está esticando, nada mais, nada menos. Nunca deve ser puxado a ponto de provocar dor! Se você tem o prepúcio é melhor puxá-lo para trás, para poder segurar logo atrás da cabeça do pênis, no primeiro exercício que mencionei.

Agora vamos falar sobre o uso de pesos para aumentar o pênis. Os pesos dão resultados permanentes, mas é um procedimento mais arriscado. Com eles, você precisa seguir as instruções com exatidão. Por exemplo, eles nunca devem ser usados com o pênis que esteja com algum grau de ereção. De todas as técnicas existentes para aumentar o pênis (vácuo, exercícios etc.), o uso de pesos é a mais perigosa que existe.

Um estudo da Universidade de Turin demonstrou que o uso dessa técnica no pênis flácido proporciona um crescimento de aproximadamente 2 cm. O risco de pesos ainda é menor que o risco da cirurgia, mas dentre as técnicas não invasivas, é a mais perigosa.

Os exercícios de Kegel, comumente praticados por mulheres, consistem na contração e no relaxamento do assoalho pélvico, e também são indicados para a melhora do desempenho sexual masculino e no controle da ejaculação precoce, além de ajudarem no crescimento do pênis.

O Kegel é muito simples de executar. Sabe aquela sensação de quando está urinando e não terminou, mas você para de urinar no meio? Aquela "picadinha" que você sente no seu pênis é o acionamento dos músculos da região pélvica. Também é possível explicar da seguinte maneira: quando você tem a sensação da necessidade de defecar e "segura" com força, não deixando as fezes saírem, você utiliza o mesmo grupo de músculos. Executar o exercício Kegel é assim, forçando esses músculos usados para conter a urina e as fezes.

A rotina para executar esse exercício é a seguinte: faça de 10 a 30 repetições, de 10 segundos cada, metade da contração feita na área do pênis e metade na área do ânus. Quando você segura a urina, o pênis levanta verticalmente, mesmo estando flácido. Então, levante o seu pênis, sem tocar nele. Não estamos falando da ereção, mas sim do movimento usado para interromper o xixi; observe que o seu pênis vai para cima. Isso porque os músculos do assoalho pélvico se contraem.

Apesar do movimento parecer simples, são vários os músculos exercitados com o Kegel: o levator ani, o obturator internus, o coccígeo, o esfincter anal externo e o ligamento anococcígeo.

Alguns profissionais recomendam o Kegel duas vezes por dia, mas eu acho desnecessário. Com essa técnica os resultados são vistos em mais ou menos 6 meses, ou seja, depois desse período o homem terá um ganho real em tamanho do pênis.

O exercício pode ser feito deitado ou em pé, mas eu recomendo que seja feito de pé, de preferência, no banho. Eu sugiro a todos os meus pacientes para que tomem dois banhos por dia: de manhã, ao acordar, e à noite, antes de ir para a cama. Em um mundo tão cheio de vírus e bactérias, esses banhos são necessários para não contaminar o colchão onde você dorme. E, nesse momento, durante o banho da noite, eu peço para que façam as massagens e os exercícios de alongamento peniano.

E, como já expliquei anteriormente, se você escolher o exercício mais fácil, enquanto deixa a água quente cair sobre o pênis, use o dedo polegar e o indicador, gentilmente segurando a cabeça do pênis, e estique o órgão para cima por 10 segundos, depois 10 segundos para o lado direito, 10 segundos para o lado esquerdo e, finalmente, 10 segundos para baixo. Esse é o mínimo. Alguns outros exercícios, também já mencionados, podem ser feitos todos os dias, duas vezes por dia.

Agora vamos falar sobre os extensores penianos. Em inglês, o termo utilizado é *penis extenders*.

Os extensores penianos têm uma história muito interessante. Eles foram criados inicialmente para o tratamento pós-cirúrgico de pacientes acometidos pela doença de peyronie, um espessamento fibroso que contrai e deforma o pênis, deixando-o torto. Essas fibras patológicas são removidas e o pênis é endireitado. Para não entortar novamente, uma vez que a causa da doença pode ser genética, os urologistas colocavam extensores nos pacientes, para que mantivessem o pênis reto, evitando que as fibras o entortassem novamente. O processo estica todas as fibras existentes no pênis.

Esses extensores também passaram a ser utilizados por cirurgiões urologistas ou plásticos, que faziam cirurgias para o aumento do pênis. Os extensores mantinham o órgão reto e protegido, até a total recuperação.

Foi notado que, com o passar do tempo, o pênis não só ficava reto e protegido no pós-operatório, mas ele ficava maior. Estatisticamente, baseado em estudos, o pênis pode ganhar, em média, até 2,5 cm a cada três meses com esses extensores. Incrível!

E por quanto tempo esses extensores devem ser usados por dia? No mínimo, se é um dia de "correria", de 4 a 9 horas. A instrução que eu dou para os meus pacientes é aproveitar o momento em que estiver dormindo para usar o extensor. Há extensores maiores e outros menores, mas seja qual for o tamanho, ele pode ser escondido por baixo da cueca, que precisa ser do estilo "samba-canção". Existem vários tipos de extensores no mercado, de vários preços.

Sendo um cirurgião plástico que faz muitas intervenções de aumento de pênis, eu prefiro os extensores a vácuo, pois os modelos que seguram o pênis têm barrinhas ou um gancho ou uma argola de borracha que podem traumatizar o órgão. Além disso, os extensores a vácuo são um pouco mais confortáveis, além de menos traumáticos para o paciente. Mas há muitos outros sistemas que também são ótimos.

Os extensores podem ser usados durante o dia, mas com a movimentação corporal, entrando e saindo do carro, sentando e levantando muitas vezes, de vez em quando o uso do extensor pode se tornar desconfortável. Por essa razão sugiro que ele seja utilizado durante as horas de sono.

Quando o caso é pós-cirúrgico, se o paciente ficou com um corte na parte superior do pênis, o uso do extensor não é recomendado. Mas, da maneira que eu faço a cirurgia, não há nenhuma incisão no pênis nem no escroto. Na verdade, as minhas cânulas têm de 25 cm a 30 cm de comprimento, ou até mais, e eu alcanço o pênis a partir de pequenas incisões de 2 mm ou 3 mm, feitas no abdômen; a partir destas incisões eu coloco as células-tronco no pênis. É uma distância significativa, mas com esse método não há nenhuma incisão no pênis.

Em um estudo feito na Universidade de Turin, os professores de urologia Gontero e Ordeda constataram, entre 121 homens, que o maior aumento do pênis é alcançado com cirurgia, porém, os extensores conseguiram aumentos significativos. Por esse motivo, nos meus pacientes, eu gosto de aplicar os dois. Eu transfiro células-tronco para o pênis e depois, por 6 meses a 1 ano, eu peço para eles usarem o extensor, só à noite e, com isso, conseguimos aumentar consideravelmente o tamanho do pênis.

Para explicar um pouco mais sobre o funcionamento dos extensores, vou usar uma analogia. Nos anos 1980, eu precisei utilizar um aparelho ortodôntico fixo para corrigir os dentes. Quando a correção foi concluída e eu retirei o aparelho, o ortodontista pediu que eu usasse um aparelho móvel todas as noites, por um ano. Eu acabei usando por 40 anos! Hoje eu tenho dentes alinhados e bonitos e, para conseguir isso, não foi difícil dormir com um aparelho móvel e posso dizer a mesma coisa sobre usar os extensores.

Quando faço uma cirurgia de aumento de pênis, eu peço para o paciente usar o extensor de seis meses a um ano, durante a noite. Um estudo demonstrou que é possível ganhar cerca de 2 cm a 2,5 cm a cada 3 meses.

Um estudo publicado em 2002, no *International Journal of Impotence Research* relatou que um extensor de pênis, chamado Andro Penis, fez o órgão crescer quase 2 cm em 4 meses, com um uso de seis horas por dia. E é exatamente isso que eu peço aos meus pacientes, que usem esse aparelho por pelo menos seis horas por dia. Eu geralmente recomendo o extensor da Peni Master, uma empresa alemã situada em Berlim, mas existem outros muito bons também, que prescrevo dependendo da situação.

Outro artigo publicado em 2010, no *Journal of Sexual Medicine*, também demonstrou sucesso no aumento do pênis com extensores, mas com um uso de 4 horas por dia.

Fazendo um aparte, já atendi muitos pacientes que se consideravam "pouco dotados", e que, ao passarem pela consulta inicial, acabaram se surpreendendo ao descobrir que estavam perfeitamente dentro da média, ou seja, não tinham a menor necessidade de qualquer intervenção cirúrgica ou tratamento para aumento do tamanho do pênis. São muitos os casos de homens que pensam que não possuem o órgão sexual dentro do padrão considerado satisfatório e essa é uma condição chamada *dysmorphophobia,* que em casos extremos requer um tratamento psicológico um pouco mais específico, denominado *cognitive behavior therapy* ("terapia cognitiva comportamental", em tradução livre), mas é uma condição perfeitamente tratável por profissionais da psicologia.

Uma outra situação que precisa ser colocada são os casos em que há encurtamento do pênis. Existem casos em que o órgão sofre encurtamento, não por um motivo genético, mas por um processo patológico, como a doença de peyronie, que já mencionei, ou a cirurgia de próstata. Quando a próstata está enorme, com tumor, sua retirada pode lesionar os nervos e acarretar essa sequela.

Na minha clínica nós não lidamos com muitos casos dessa natureza, mas eles podem ser revertidos com alongamento usando extensores, além da cirurgia.

Um outro fator relevante ligado ao tamanho do pênis é a obesidade, que pode acarretar uma condição chamada de "pênis escondido" (*hidden pênis*, em inglês). O acúmulo de gordura abdominal, e até na parte inferior do abdômen, pode levantar a pele e o pênis, que está conectado ao osso púbico, fazendo com que o órgão pareça mais curto. À medida que a gordura em volta aumenta, o pênis acaba ficando cada vez menor, chegando a um ponto extremo em que, onde antes havia o órgão genital projetado, resta só um furinho.

Voltando aos extensores, talvez o mais impressionante estudo publicado em revistas técnicas médicas foi o realizado por Lee, Zhu, Liu, Ye e Wang – cinco doutores do Shanghai Institute of Andrology, do Hospital Renji, parte da Escola de Medicina da Universidade Shanghai Jiaotong. Esses professores conduziram uma pesquisa com 30 homens, de 16 a 40 anos de idade, realizada entre 30 de junho a 30 de setembro de 2005 e mostrou um resultado estatisticamente significante. Ficou constatado que 100% desses pacientes tiveram uma melhora com extensores. Os cientistas descobriram que depois da tração do pênis por aproximadamente três meses, os homens ganharam, em média, 2,1 cm no pênis flácido, e 2 cm no pênis ereto, e a espessura do pênis aumentou cerca de 1,8 cm no pênis flácido e 1,9 cm no pênis ereto.

O estudo sugere uma fisiologia que faz muito sentido. Os doutores explicam que ao esticar as células, elas entram na fase de mitose, o que aumenta a divisão celular. Em outras palavras, com a tração feita no pênis com extensores, as células se multiplicam em todos os elementos do órgão – uretra, corpos cavernosos, corpo esponjoso etc. –, o que demonstra a total eficácia do uso de extensores.

Para aqueles que ainda não acreditam na eficiência dos extensores, os autores também mencionaram o crescimento do pescoço das mulheres da tribo Paduang, em Burma (as "mulheres-girafa" de Burma), que não é um fenômeno típico ou isolado, porque também vemos o aumento de lábios e de orelhas em tribos na África e nas Américas, como mencionei anteriormente, em razão do uso de agentes externos, como alargadores ou argolas.

Agora vou falar um pouco sobre os extensores a vácuo. O Dr. Gomez de Diego, da Andromedical European Urological Laboratory, ajudou cerca de 300 mil homens, em todo o mundo, nos últimos 10 anos. Ele mencionou que 45% dos homens têm uma insegurança sobre o tamanho do próprio pênis. Antigamente era um tabu dizer para qualquer pessoa que você estava fazendo um tratamento para aumentar o pênis. Hoje ele é culturalmente aceito, assim como, no caso das mulheres, o aumento dos seios é considerado um procedimento estético comum.

O Dr. Gomez de Diego descreve, nos seus estudos, uma média de tamanho um pouco diferente do que as relatadas no estudo da Universidade de Turin. Ele fala que a média do pênis flácido é 7,51 cm e que com o uso dos extensores o pênis cresceu em média 32%, chegando a 9,45 cm em 12 meses. Interessante que o Dr. de Diego descobriu que a função de ereção melhorou 36%, nesse mesmo período de 12 meses. Ou seja, ao procurar uma forma de aumentar o tamanho do pênis, ele constatou o benefício adicional do uso dos extensores na função de ereção.

Quanto ao uso da bomba peniana ou *penis pump*, não existe nenhuma pesquisa ou estudo que comprove que ela ajuda no crescimento. Não é como o extensor peniano, cujos estudos demonstram empiricamente o ganho de um terço ou mais no tamanho do órgão. A bomba peniana, que eu saiba, não tem nada que comprove sua eficácia nesse sentido, inclusive em algumas situações ela pode até danificar o pênis, tornando mais difícil obter uma ereção. A bomba peniana é um dispositivo muito simples, composto por um cilindro que é conectado a uma bomba de vácuo. A bomba cria um vácuo dentro do cilindro e o vácuo puxa o sangue do corpo para dentro do pênis, causando uma ereção. Uma vez o pênis estando ereto, um pequeno elástico é colocado no pênis e o cilindro e a bomba são retirados.

Quando o pênis está ereto e cheio de sangue, o elástico que está na entrada do cilindro é passado pela base do pênis e assim ele se mantém ereto. A bomba peniana deixa o pênis maior, mas é temporário. De acordo com a clínica de Mayo, muito famosa em todo o mundo, o uso contínuo da bomba – indicada para pessoas com disfunção de ereção – pode danificar o tecido elástico dentro do pênis, criando uma situação em que as ereções serão menos firmes.

Um homem que sofre com esse tipo de problema pode levar meia hora ou mais para conseguir uma ereção. Sob esse ponto de vista, a bomba à vácuo traz o benefício de uma ereção rápida. E a argola na entrada do cilindro, que ficará na base do pênis, irá conter o sangue para que ele se mantenha no órgão. Ou seja, a bomba a vácuo atrai o sangue para as artérias do pênis e para os corpos cavernosos e a argola na base do cilindro segura o sangue dentro até que seja retirada a argola. Geralmente, a recomendação é deixar esse elástico, essa argola na base do pênis, não mais do que 30 minutos, porque senão pode causar um dano permanente ao pênis.

Se usadas corretamente, as bombas a vácuo são bastante benéficas, pois os medicamentos para disfunção erétil apresentam vários efeitos colaterais, e o vácuo, se usado respeitando o tempo de 30 minutos, oferece menos risco e tem menor custo que os medicamentos. A bomba peniana é muito indicada depois de cirurgias radicais da próstata, em casos nos quais os medicamentos talvez não funcionem.

Sabemos que a disfunção de ereção afeta 40% dos homens depois de 40 anos de idade e a maior parte deles após os 70 anos. Os medicamentos para disfunção erétil podem causar vários efeitos colaterais, inclusive alguns mais sérios. O mais comum atualmente, o Citrato de

Sildenafila, tem custo elevado e pode causar problemas de visão – o homem começa a enxergar um "certo azul", a visão pode ficar embaçada e em casos raros pode haver até mesmo a perda da visão.

A ereção pode durar muito tempo, o que é chamado priapismo, e pode causar danos ao pênis. Alguns homens já relataram sintomas de ataque cardíaco, com dor que começa no peito e se estende até a nuca e a mandíbula ou os ombros, além de sudorese e náuseas. Esse medicamento pode causar também arritmia cardíaca e falta de ar. Além desses efeitos colaterais mais severos, foram relatados outros, como dor de cabeça, diarreia, tonturas, sangramento no nariz, dificuldade para dormir, formigamento das mãos, dores musculares, aumento de sensibilidade à luz e alterações na visão das cores.

Agora eu vou contar um dos maiores segredos da sensualidade masculina. É o melhor e o mais simples ensinamento do livro todo. Vamos falar sobre água. "A nossa sociedade está desidratada", como disse o Dr. Mindell em *Secrets of Natural Health*. Em seu livro ele relata que a nossa sociedade está tão desidratada que quase parecemos como nômades no deserto. O alvo é de 6 a 8 copos de água por dia. E aqui está o segredo mais simples do mundo. Como sabemos, uma ereção é feita de sangue e sangue é composto basicamente de água. Podemos fazer uma analogia com um pepino desidratado, que fica mole e cai, ao passo que um pepino que acabou de ser colhido, e estava muito bem irrigado, é extremamente firme; com o pênis é a mesma coisa.

Um pequeno "truque" para melhorar a ereção durante o ato sexual: meia hora antes de fazer sexo, beba um copo cheio de água. Você vai notar que será muito mais fácil atingir a ereção completa, bem como mantê-la.

Pense bem: seu corpo é mantido vivo pelo sangue, então, hidrate-o! O segredo mais simples de uma vida sexual com ótimo desempenho é manter o corpo hidratado, tomando no mínimo de 6 a 8 copos de água por dia.

> Um estudo com
> 50 mulheres mostrou que
> a grossura do pênis
> dá mais prazer do que
> o comprimento dele.

11

Impotência e infertilidade

UM RECENTE ESTUDO DA UNIVERSIDADE de Harvard demonstrou que homens com baixos níveis de vitaminas do complexo B12 são muito mais propensos a ter disfunção erétil. Uma maneira de avaliar a fertilidade masculina é o tamanho e o formato do espermatozoide. A revista americana *The Journal of Nutrition* publicou uma pesquisa constatando que homens que consumiam mais carne branca (de peixe) apresentavam os melhores espermatozoides, com o melhor formato, e desse grupo, os que tinham uma dieta rica em salmão e atum tinham 34% a mais de espermatozoides do que os demais. Em contrapartida, os homens que consumiam carne processada, como presunto ou salsicha, tinham espermatozoides com morfologia comprometida.

A carne de peru é um alimento quase "mágico". Ela é rica em arginina, um aminoácido muito importante, porque, no corpo, ele se transforma em óxido nitroso, que relaxa e abre a circunferência das artérias, deixando mais sangue chegar aos músculos, ao cérebro e ao coração. Para o órgão sexual masculino, esse aumento do fluxo sanguíneo consequentemente aumenta sua função e também o seu tamanho.

A Universidade de Nova York (NYU School of Medicine) realizou dois estudos muito interessantes, que incluíam 30 homens divididos em dois grupos, todos sofrendo de impotência. Um grupo recebeu dosagens do aminoácido L-Arginina e dos seus 15 integrantes, 6 tiveram a reversão do problema de disfunção erétil. No outro, os 15 homens só receberam um placebo (medicamento "falso", sem efeito algum), e nenhum melhorou.

Mas não são todos os ômegas que ajudam. O mais importante é o DHA, ômega 3. Na carne de peru encontramos uma alta concentração do DHA, que não só ajuda na função cerebral, trazendo alegria e calma, como também na circulação, o que influi diretamente nos problemas de ereção.

Os ômegas DHA também previnem o crescimento das células gordurosas. Se possível, tente consumir mais carne branca porque a carne escura é a que tem mais gordura. Mas cuidado com a carne de peru industrializada, porque toda carne processada contém mais sal e conservantes que são verdadeiros "venenos" para o organismo.

Não posso deixar de mencionar que fumar causa a contração dos músculos involuntários em volta das artérias, fazendo com que menos sangue chegue ao testículo e ao pênis o que, obviamente, abaixa os níveis de testosterona no corpo.

O consumo de álcool não só abaixa o nível de testosterona como aumenta a produção de estrogênio no homem.

Outro fator muito importante, capaz de reduzir a produção de testosterona e os níveis desse hormônio no corpo é o estresse, que eleva o cortisol, conhecido como o "hormônio do estresse". Por essa razão, com o contínuo estresse na vida das pessoas, existe uma inibição do hormônio testosterona.

Cirurgias como a vasectomia também podem diminuir o nível de testosterona, porque parte do fluxo sanguíneo que chegaria ao testículo para a criação da testosterona é eliminada. A vasectomia é o corte do tubo chamado vasdeferens, que conduz os espermatozoides para a ejaculação. Cortando esse tubo, elimina-se também uma parte dos vasos que conduzem o sangue para o testículo e, por essa razão, a produção de testosterona cai.

As células chamadas leydig, que atuam na produção de testosterona, passam a morrer na proporção de uma a cada 4 segundos. Com a passagem dos anos essas células ficam menos sensíveis ao hormônio LH, que vem do cérebro e estimula o testículo. Por essa razão, mais de 65% dos homens com idade entre 70 e 79 anos são impotentes. Resumindo, com o estresse da vida moderna e outros fatores externos e internos há uma queda importante na produção de espermatozoides. Sabemos que nos últimos 50 anos a produção média de espermatozoides caiu 50% e a testosterona também.

De acordo com a definição que consta no livro *The Illustrated Encyclopedia of Healing Remedies*, do Dr. Norman Shealy PhD, infertilidade é não conseguir engravidar quando há sexo regular entre um casal por um período de 18 meses.

A razão principal da infertilidade do homem é uma contagem baixa de espermatozoides. Também podem ser problemas de anormalidade ou baixa qualidade dos espermatozoides e até a mobilidade não adequada. Alguns dos fatores que podem desencadear a infertilidade masculina são o excesso do álcool e a temperatura muito alta do testículo. Alguns homens desenvolvem varizes no escroto, que aquecem muito essa área e podem diminuir a contagem de espermatozoides. Além disso, o uso de alguns medicamentos, estresse e infecções como caxumba podem influenciar negativamente. Uma dieta pobre em vitaminas e minerais necessários também pode causar problemas de infertilidade.

Um estudo curioso demostrou que fazendeiros que atuam na área de alimentos orgânicos possuem duas vezes o número de espermatozoides normalmente produzidos por outros homens.

A infertilidade afeta aproximadamente 1 em cada 7 casais. A estatística demonstra que 40% do problema relacionado à fertilidade é da mulher, 40% é do homem e os 20% restantes não possuem motivo detectado.

Quanto a possíveis soluções, a medicina alternativa é um campo bem promissor. Ela, na verdade, é vasta e diversa, dependendo da cultura em que está inserida.

A medicina tradicional indiana, chamada Ayurveda, existe há mais de cinco mil anos, e é reconhecida pela Organização Mundial da Saúde (OMS) como uma medicina de estilo de vida com um sistema capaz de prevenir e tratar doenças.

Para o tratamento da infertilidade, essa ciência sugere o açafrão e o sândalo, que também é usado para impotência, pois atua como afrodisíaco. O gengibre, o cardamomo, a canela e o coentro também são considerados afrodisíacos. Alimentos como espinafre, brócolis e couve são muito recomendados, pois são fontes de magnésio, que ajuda a dilatar os vasos sanguíneos e garante um melhor fluxo sanguíneo para os órgãos genitais, criando assim uma maior excitação para homens e mulheres.

O herbalismo chinês é bem distante da nossa ciência moderna e muito interessante. Segundo as crenças milenares chinesas, a infertilidade é causada pelo calor e pela umidade, e isso é cientificamente comprovado. Se a área do escroto estiver muito aquecida por alguma razão como, por exemplo, o uso contínuo de calças apertadas ou de cuecas tipo sunga, a área da virilha fica aquecida e úmida e realmente afeta a fertilidade. Por isso que Deus colocou os testículos no escroto, um pouquinho longe do corpo, para abaixar a sua temperatura.

Para a espermatogênese acontecer o testículo tem que estar com uma temperatura 3 graus centígrados abaixo da temperatura do corpo, ou seja, por volta de 34 graus centígrados.

Também na área da Aromaterapia encontramos ajuda para aumentar a fertilidade masculina. O óleo de rosas é conhecido por aumentar a contagem de espermatozoides e também funciona como afrodisíaco. Muitas vezes a ansiedade da performance ou o nervosismo que envolve a sensualidade, especialmente hoje em dia, podem ser aliviados com um óleo chamado ylang ylang. Há também o óleo de camomila vaporizado ou usado na banheira, assim como a manjerona ou a lavanda. Todos esses produtos ajudam a acabar com o estresse e a deixar as pessoas mais relaxadas.

Na homeopatia, há vários medicamentos para a disfunção erétil, como o conium maculatum, que ajuda muito a manter uma ereção.

Eu gostaria de enfatizar mais uma vez que são várias as causas importantes de impotência – que é quando não existe a habilidade de se chegar a uma ereção. Um estudo da Escola de Medicina da Universidade de Boston demonstrou que pessoas portadoras de doenças cardíacas, diabetes e hipertensão tem 4 vezes mais possibilidade de sofrer de impotência. Álcool, cigarro, o uso de alguns medicamentos, muito consumo de açúcar, hipotireoidismo, muito consumo de estrogênio (contato com alguns tipos de sabão, pesticidas e consumo de carnes injetadas com estrogênio etc.) e depressão, são elementos que influenciam e podem causar a impotência que, eventualmente, pode deixar o pênis menor, uma vez que é o fluxo sanguíneo que o aumenta e enrijece.

Ainda de acordo com o estudo realizado pela Escola de Medicina da Universidade de Boston, mesmo tratando dos problemas de coração, homens que fumam têm quase 60% de chance de ficarem impotentes.

Para os fumantes que tem redução de ereção, a boa notícia é que há uma melhora progressiva nesse aspecto, depois que o homem para de fumar. A recuperação pode não ser total, mas é importante. A nicotina no tabaco, bem como outras toxinas, são colocadas propositalmente, não é algo acidental. A nicotina e os compostos químicos encontrados no cigarro contraem as artérias e isso faz com que menos sangue chegue ao pênis, piorando a sua ereção.

De acordo com o famoso livro *Dr. Earl Mindell's Secrets of Natural Health*, a grande maioria dos homens poderia se manter sexualmente viril até os 80 anos de idade. É um mito quando mencionam que o homem perde o interesse sexual por volta dos 50 anos. Na verdade, a razão pela qual muitos começam a perder o interesse sexual está no uso de medicamentos que são prescritos aos homens a partir dos 50, como remédios para a pressão, para o coração etc. E muitos desses problemas podem ser prevenidos com uma dieta saudável, exercícios, ervas e outras formas naturais. Então, é totalmente possível de prevenir.

Dentre os medicamentos que normalmente causam a perda de interesse sexual e a impotência estão os antibióticos, antialérgicos, descongestionantes nasais, remédios para úlcera e outros problemas gastrointestinais, para tratar a doença de Parkinson, para asma, controle de pressão arterial, anticonvulsivos, antipsicóticos, ansiolíticos etc.

Como já mencionei, o entupimento de artérias é a principal causa de morte, pelo menos nos Estados Unidos e na maioria dos países do primeiro mundo. Mas o relevante para este livro é que, se a artéria do coração está entupindo, o mesmo ocorre com a artéria do pênis. E mais facilmente ainda, pois como a artéria do pênis é menor, ela entope mais facilmente.

Quando os japoneses mantinham uma dieta com ingestão média de 16% de gordura, havia poucos casos de doenças cardíacas em seu país, mas, depois da Segunda Guerra Mundial, quando a dieta dos japoneses passou a ter ingestão média de 26% de gordura, as doenças do coração provenientes das artérias coronárias virou a segunda causa de morte no Japão.

Nos Estados Unidos, onde a dieta conta com ingestão média de 36% a 40% de gordura, não só o número de casos de doenças do coração é altíssimo, como também o número de casos de impotência, que não param de se multiplicar. É assim na maioria dos países desenvolvidos.

Outros fatores que causam entupimento das artérias é o consumo excessivo de óleo vegetal poli-insaturado, como o encontrado, por exemplo, nas margarinas.

Existe o mito de que uma artéria, uma vez entupida, ficará para sempre entupida. Entretanto, o Dr. Dean Ornish, professor clínico de medicina na Universidade da Califórnia, em São Francisco, demonstrou que se mudarmos a dieta radicalmente, consumindo frutas e vegetais, comendo menos carne vermelha e mais peixe, as artérias podem recanalizar.

12

Estrogênio – o hormônio inimigo do homem

OS ESTROGÊNIOS PRODUZIDOS INDUSTRIALMENTE SÃO chamados xenoestrogênios. Na verdade, é um grupo bem grande de compostos químicos que podem imitar o estrogênio no corpo humano. Grande parte dos xenoestrogênios vem do petróleo e a maioria pode mudar o desenvolvimento reprodutivo em muitos animais. Eles entram nas nossas águas – nossos rios e nossos mares, poluem o meio ambiente e acabam afetando tartarugas, crocodilos e sapos, dentre outros animais.

A quantidade e a qualidade dos espermatozoides de muitos peixes estão em decadência devido à exposição contínua aos xenoestrogênios. Por exemplo, 40% dos peixes que passam pelo Rio Potomac, em Washington, nos Estados Unidos, são feminizados e estão produzindo ovos. Os estrogênios, no meio ambiente, inibem a produção de espermatozoides, e também estão vinculados ao câncer de mama.

Eu era químico antes de ser médico e existe um detalhe que outros médicos podem até não dar importância, mas eu acho totalmente alarmante. Os xenoestrogênios ligam uma enzima chamada aromatase, que converte em estrogênio o hormônio masculino.

Suponhamos que um homem pratique exercícios regularmente, se alimente de maneira saudável e tome bons suplementos. Isso será propício para que ele mantenha o nível de testosterona bem elevado, mas, se os compostos químicos tiverem contaminado o meio ambiente ao qual ele está exposto diariamente, estes certamente chegarão ao seu organismo e acionarão a enzima que transforma a testosterona, o hormônio masculino, em estrogênio, que é o hormônio feminino.

Com o tempo, os efeitos causados pelos xenoestrogênios são terríveis para os homens. De acordo com um estudo laboratorial feito com ratos, foi possível constatar uma mudança no comportamento sexual dos machos e até a redução do tamanho dos seus testículos.

Nas lavouras de antigamente, o agrotóxico mais utilizado era o DDT, que realmente era um veneno que matava tudo que tocasse na lavoura. Hoje em dia um dos agrotóxicos mais comuns é o DDE, que é um xenoestrogênio. Ele funciona afetando o ciclo de reprodução dos insetos que atacam as lavouras. E nós ingerimos boa parte desse DDE que é pulverizado nas plantações, por mais que os vegetais sejam lavados. As chuvas também levam o DDE para os rios e para o mar.

Outro tipo de xenoestrogênio muito comum nos dias de hoje e ao qual todos nós estamos expostos é o BPA (bisphenol A), bastante usado para o tratamento de sacos plásticos e garrafas PET. Na fabricação desses produtos são usadas grandes quantidades de BPA.

Homens não deveriam beber nada de garrafas de plástico, porque estão ingerindo xenoestrogênio e, por esse motivo, vão ficando cada vez mais "feminizados".

Um estudo demonstrou que mães que foram expostas a grandes quantidades de estrogênio, antes e durante a gravidez, e, ainda, durante a amamentação, tiveram filhos com pênis muito menores. Ou seja, quanto maior a quantidade de xenoestrogênio no corpo da mãe, menor será o tamanho do pênis do filho.

Há diversos produtos comuns nos quais podemos encontrar o xenoestrogênio, como os perfumes, esmaltes, adesivos, tintas e lubrificantes, entre muitos outros.

Os xenoestrogênios surgiram por volta de 1920, mas depois da Segunda Guerra Mundial a produção e o consumo cresceram exponencialmente, especialmente durante os anos 1950, quando o plástico começou a fazer parte do dia a dia nos Estados Unidos e depois no resto do mundo. Atualmente, encontramos os xenoestrogênios praticamente em qualquer lugar do planeta, mesmo em áreas intocadas pelo homem, contaminadas através da água.

Devido à enorme quantidade de xenoestrogênio no meio ambiente e nos alimentos, o nível de testosterona nos homens hoje em dia chega a ser de apenas um quarto em relação aos homens de antes da década de 1950. E com isso os níveis de hormônio feminino na população masculina é muito elevado.

Os xenoestrogênios têm a capacidade de alterar todos os fatores ligados à sexualidade masculina, como tamanho do pênis, tamanho dos testículos, libido, as características secundárias masculinas e, ainda, de aumentar as chances de câncer no testículo no homem adulto. Basicamente falando, os xenoestrogênios são uma castração química.

Outro fator está relacionado às células adiposas, ou células de gordura, que têm um efeito sobre a quantidade de açúcar no sangue e a hipertensão, conhecido como síndrome X. Os xenoestrogênios que aumentam a gordura no homem e na mulher aumentam a probabilidade de diabetes tipo 2 e hipertensão.

Pesquisadores da Universidade do Texas sugerem que talvez essa epidemia mundial de obesidade seja em parte causada por esses produtos metabólicos do petróleo.

Outrossim, foi observado por veterinários que os xenoestrogênios têm um efeito brutal de esterilização em vários tipos de animais. Um estudo comprova que quando foi misturada soja na carne fornecida a leões, estes passaram a se reproduzir menos, e o ato sexual diminuiu bastante entre os animais, isso com o consumo de soja, que é um fitoestrogênio.

As células de gordura também têm a capacidade de produzir estrogênio. Ou seja, quanto mais gordura corporal a pessoa tiver, mais estrogênio ela terá no corpo. E mais feminizado será o homem e maior chance de ter câncer de mama terá a mulher.

Além dos produtos já citados que contêm xenoestrogênios, podemos mencionar, ainda, os protetores solares, diversos conservantes e corantes utilizados em alimentos, tintas e detergentes.

Existem muitas plantas que contêm estrogênios, que são químicos similares ao hormônio humano stradiol. Os fitoestrogênios mais comuns são os flavones, encontrados em alguns vegetais, mas, sem dúvida, o que mais tem esse fitoestrogênio é a soja. Nenhuma outra planta tem tanto fitoestrogênio quanto a soja. Os fitoestrogênios da soja são tão destrutivos para o corpo humano quanto os xenoestrogênios.

13
Alimentos com estrogênio prejudicam a vida sexual

A CHAVE É BAIXAR O ESTROGÊNIO, que não é um hormônio amigo, e sim inimigo. No homem, ele causa ganho de peso, microfalos, reduz o hormônio masculino e baixa a libido, dentre outros efeitos. Na mulher, promove ganho de peso, baixa a libido e causa câncer de mama, entre outros.

Claro que uma das chaves antiestrogênicas são os exercícios físicos. O que eu prego há mais de 30 anos, como cirurgião, é a prática de exercícios para prevenir os altos níveis de estrogênio no corpo. Já foi amplamente demonstrado que se exercitar regularmente reduz o estrogênio e a gordura corporal.

Um estudo com mulheres, feito na Universidade Johns Hopkins, nos Estados Unidos, demonstrou que quando elas começaram a praticar mais atividades físicas, não apenas ficaram mais magras e mais fortes, mas o nível de estrogênio delas caiu drasticamente. E a endorfina produzida ainda fazia com que as mulheres ficassem "viciadas" em exercícios. É sabido também que níveis mais baixos de estrogênio são vinculados a um nível muito mais baixo de risco de câncer.

Outra descoberta importante foi a de que homens magros, ativos, que praticam exercícios, apresentam um nível de testosterona muito mais alto do que os homens sedentários, acima do peso. Homens obesos têm um nível de estrogênio mais alto circulando no corpo e menos capacidade de resistir ao cansaço, ao estresse e às doenças.

Como eu já enfatizei, é importantíssimo diminuir ou eliminar da nossa dieta os alimentos estrogênicos. A maneira mais fácil é consumir produtos orgânicos, uma vez que os agrotóxicos modernos são compostos de estrogênios, derivados do petróleo e, portanto, são xenoestrogênios, como o DDE que já mencionei anteriormente.

Frutas como o abacate e a banana, por exemplo, são melhores para consumo, pois as cascas são retiradas, e junto com elas, jogamos fora quase todo o agrotóxico que estava impregnado na fruta. Elas são mais seguras do que as frutas que comemos com a casca, como a maçã.

Os animais utilizados na produção de carne, leite e outros derivados devem ser criados de modo orgânico, em pasto livre de pesticidas, sem químicos injetados e que não recebam ração composta de hormônios. Do mesmo modo, o melhor peixe para consumir é aquele que não é criado em tanques e a melhor carne é a de gado criado livre, muito superior a dos animais criados em cativeiro.

Como eu falei, os inibidores de estrogênio são raros na nossa dieta. A *passion flower* ("martírio", em português) e a flor de camomila são poderosos inibidores de estrogênio, mas apesar de eficientes, quase ninguém tem o hábito de consumi-los. Estes são os mais potentes.

Um pouco mais comuns são os flavones e flavonones, que também são poderosos inibidores de estrogênio. Eles são encontrados no alho, na cebola, em frutas cítricas, no mel e no própolis. Outros inibidores de estrogênio são chamados índoles, que encontramos nos vegetais crucíferos como brócolis, couve-flor, couve, couve-de-bruxelas, entre outros.

Agora vamos falar de um alimento importante que ajuda a baixar o estrogênio no organismo e que está quase sempre no prato da maioria dos brasileiros: o frango. Um peito de frango tem poucas gramas de gordura, por volta de 3 g, e contém aproximadamente 145 calorias, mas tem impressionantes 26 g de proteína, que seria quase um terço da proteína necessária por dia.

Como sabemos, a ingestão diária recomendada é de 1 g de proteína por kg, ou seja, uma pessoa de 70 kg precisa ingerir pelo menos 70 g de proteína por dia, para manter uma alimentação balanceada. Então um peito de frango tem cerca de um terço da proteína diária necessária. Além disso, ele é rico em vitamina B e em todas as vitaminas do complexo B, como a colina e inositol.

A colina e o inositol aumentam o metabolismo do ser humano. O que isso significa? Um carro que está correndo a 150 km/h está queimando muito mais gasolina do que um outro que está se movendo a 10 km/h, ou seja, o aumento do metabolismo aumenta o consumo das gorduras. Lembrando que a proteína do frango é saudável, mas para fugir do consumo de estrogênio devemos optar por frango orgânico, criado livre e sem injeções de hormônios.

Além do enorme benefício do emagrecimento, a ingestão de proteínas proporciona a formação de músculos e do tônus muscular, e também ajuda a criar androgênio nas mulheres e testosterona nos homens. Mas, uma característica muito importante é que o frango tem uma quantidade enorme de arginina, usada também para o tratamento de problemas de ereção, ou disfunção erétil. Só a carne de peru tem mais arginina do que o frango. Além da arginina, que é um dos grandes benefícios da carne de frango, seu consumo ajuda a aumentar o metabolismo e a construção do tônus muscular.

O fígado é um alimento riquíssimo em zinco, que é um elemento essencial na síntese de testosterona. Ou seja, para produzir testosterona, quimicamente é necessário o zinco. Mas, além disso, o zinco é importante para prevenir que a testosterona seja convertida em estrogênio. Vou dar um exemplo. Você sabia que muitos rapazes frequentadores assíduos de academia que consomem o que chamamos comumente de "bomba", ou testosterona sintética, um produto que sou totalmente contra, acabam com ginecomastia, que é o aumento descontrolado das mamas? Isso acontece porque apesar de eles consumirem quase 100% de testosterona, o corpo a converte automaticamente para estrogênio. Então, o zinco previne que a testosterona natural seja convertida em estrogênio, que, em altos níveis no homem, baixa as funções sexuais secundárias, como o tamanho do pênis, o formato da musculatura masculina, a libido etc. O fígado também tem alta concentração dos complexos B. Ele é especificamente rico em complexo B12. E sem o B12 surge a disfunção erétil.

Não existe quem propague mais a importância do mel do que eu. A quercetina, que é encontrada no mel, traz muitos benefícios para a sexualidade masculina, e também melhora o desempenho atlético e a resistência física. Consumindo mel você tem mais resistência para realizar qualquer tipo de exercício físico. Eu lembro que logo que cheguei aos Estados Unidos passei a praticar a luta livre olímpica (luta greco-romana), na *High School* (ensino médio), e toda a equipe da escola consumia mel no ônibus, a caminho das competições. Contudo, apesar de tantos benefícios, o mel deve ser consumido cautelosamente, porque ele contém cerca de 64 calorias por colher. Então, se consumir mel em excesso, você vai engordar.

Depois do avestruz africano, que é criado organicamente e tem altos níveis de ômegas, a minha carne favorita é a do gado Nelore brasileiro, que tem altos níveis de ômegas, quando criado solto, em pasto livre, e não confinado com ração. Dessa forma, o bife brasileiro de uma maneira geral é saudável. A carne de gado americano, especificamente quando criado em pasto, produz o bife conhecido como *grass fed beef*, e também pode ser saudável.

Resumindo, as carnes que eu recomendo como muito boas são a de peru, frango, avestruz e de gado, mas sempre de animais orgânicos. Essas carnes ajudam na construção dos músculos, sendo que os maiores queimam mais gordura e quanto mais gordura você queima, maior a proteção para o seu coração. Uma alimentação rica em proteínas de boa qualidade, como as encontradas nessas carnes, traz todos os benefícios saudáveis que uma pessoa pode ter quando tem pouca gordura no corpo, evitando a obesidade, que é a maior doença da humanidade atualmente.

As carnes orgânicas são ricas em complexo B12, que aumenta o metabolismo e queima muita gordura; inclusive, muitos fisiculturistas, antes das competições, tomam o complexo B, porque ajuda a "secar" e manter a boa forma.

Um alimento muito controverso é o amendoim. Eu não consumo amendoim já há muitos anos, pois ele tem níveis muito altos de estrogênio, porém, ele é frequentemente encontrado nas listas de substâncias que ajudam a circulação e a síntese de óxido nítrico que deixa os vasos sanguíneos com diâmetro maior, aumentando a circulação e a oxigenação, o que, consequentemente, colabora com a função sexual do homem e também aumenta o pênis, pois o fluxo sanguíneo aumentado faz com que o pênis fique maior.

> É importantíssimo
> diminuir ou eliminar
> da nossa dieta as
> comidas estrogênicas.
> A maneira mais fácil
> é comer comidas orgânicas.

Dieta antiestrogênica

A MELHOR MANEIRA DE COMBATER O estrogênio é consumir alimentos antiestrogênicos combinados com ervas que inibem o estrogênio. Os vegetais mais importantes são os crucíferos, como a couve-flor e o brócolis. As frutas cítricas ajudam muito, assim como alimentos ricos em ômega 3, como a linhaça e os peixes de água fria, como o salmão. Outro alimento que ajuda também é o queijo maturado, mas de origem orgânica.

As oleaginosas (castanha-do-pará, nozes, avelãs etc.) são importantes, pois promovem hormônios antiestrogênicos, como a progesterona na mulher e a testosterona no homem. Vegetais ricos em esterol como abacate e azeitonas também combatem o excesso de estrogênio. Na verdade, todos os vegetais verdes, legumes, frutas cítricas, frutas vermelhas, maçã, mamão e abacaxi também ajudam nesse trabalho antiestrogênico. A soja, como já mencionei, é um veneno, pelos altos níveis de estrogênio que apresenta.

Plantas e substâncias que limpam o fígado também ajudam, porque quando o fígado está limpo ele é o órgão mais poderoso no trabalho antiestrogênico. Quando ele está cansado e sobrecarregado, acaba não metabolizando como deveria e, por isso, muito estrogênio vai direto para o sangue. Quando o fígado está saudável, ele metaboliza os estrogênios no sangue.

Para a limpeza do fígado, de maneira natural, podemos usar orégano, dente-de-leão e gengibre. Gotu kola é uma erva de origem asiática que também ajuda muito a desintoxicar o fígado, mas a mais importante e eficiente é o dente-de-leão.

Quando o fígado está funcionando bem, ele queima a gordura melhor, porque sabemos que quando a quantidade de gordura abaixa, o nível de estrogênio cai. É aí que entra a dieta do jejum intermitente, porque quando nós estamos jejuando, o fígado é desintoxicado. Com isso, aumenta a capacidade do órgão de neutralizar o estrogênio em excesso. Cada vez que fazemos a dieta do jejum intermitente, o fígado melhora.

Nós não fomos projetados para uma vida sedentária, mas sim para uma vida em movimento. Sem dúvida há um grande vínculo entre a inatividade e todas as doenças modernas. E a falta de atividade física pode criar a resistência à insulina, além de hipertensão e obesidade. A prática de qualquer atividade física previne e diminui todos esses problemas. E quando os exercícios são acompanhados de uma alimentação antiestrogênica e de suplementos antiestrogênicos, os níveis de estrogênio são reduzidos radicalmente.

Gostaria de enfatizar a importância de alguns alimentos citados, pois além de antiestrogênicos, também estimulam o aumento da produção de progesterona na mulher e da testosterona no homem, como oleaginosas, abacate, azeitonas e azeite de oliva. O gérmen de trigo e o arroz integral também são muito bons!

A melhor combinação para diminuir o estrogênio no corpo humano (fitoestrogênio e xenoestrogênio) é uma combinação de alimentos antiestrogênicos com outros inibidores do estrogênio. Os mais importantes são os vegetais crucíferos (brócolis, couve-flor, rúcula, repolho etc.), como já mencionei, que também ajudam a prevenir e combater o câncer.

Outros dois alimentos antiestrogênicos importantíssimos são a cebola e o alho. O ingrediente ativo dessas duas hortaliças, que também são antioxidantes, é a quercetina. São muito eficientes para desintoxicar o fígado que, estando saudável, pode neutralizar mais o estrogênio. A quercetina também tem a capacidade de diminuir a produção de estrogênio, anulando a enzima que produz esse hormônio; além disso, ela trabalha com outros inibidores do estrogênio como o ômega 3, encontrado no óleo de linhaça, salmão, atum e sardinhas. O ômega 3 é importante no controle do metabolismo do estrogênio e protege contra o óleo vegetal, que é ruim.

O estresse é responsável por abaixar muito a progesterona na mulher e a testosterona no homem. Com o estresse do dia a dia, o equilíbrio hormonal que existe no homem e na mulher não se mantém e o desequilíbrio pende para o estrogênio. Em outras palavras, com o aumento do estresse, os níveis de progesterona na mulher e da testosterona no homem caem, criando uma dominância do estrogênio, tanto no homem quanto na mulher. Com a dominância do estrogênio, ou seja, o excesso de estrogênio circulando no sangue, há o ganho de peso, a perda de libido, os problemas de ereção e o aumento da probabilidade de câncer para as mulheres.

Mas esse equilíbrio hormonal pode ser recuperado, dentre várias maneiras, através do consumo dos alimentos aqui sugeridos, principalmente das oleaginosas. E isso pode ser constatado e comprovado por dados históricos. Há milênios, o homem sobrevivia da caça e da coleta, ingerindo muitas castanhas e sementes, e o organismo se acostumou a esse tipo de alimento, tornando efetivo o equilíbrio hormonal. O organismo dos seres humanos não foi naturalmente criado para consumir essa comida sintética moderna. O desequilíbrio dos órgãos se deve principalmente ao esforço e ao desgaste que a má alimentação provoca.

Mas as castanhas não são as únicas que contém esterol. Como já mencionei, abacate, azeite de oliva, germe de trigo e a aveia integral também são ótimas fontes.

As frutas cítricas, como laranja, toranja, limão, tangerina, contêm flavonones, que têm um efeito antiestrogênico, porém baixo. Mas quando consumidas em grandes quantidades, ajudam muito.

Voltando ao assunto da limpeza do fígado, ela é crucial. Quando limpamos esse órgão, indiretamente reduzimos o estrogênio no corpo, porque o fígado metaboliza e destrói o estrogênio. Porém, quando ele está sobrecarregado pela ingestão de alimentos processados, como batata frita, doces, ou bebidas alcóolicas (o pior que existe para o fígado), entre outros, o órgão fica tão ocupado que sua capacidade de metabolizar diminui, ou seja, ele fica com dificuldade para destruir o estrogênio extra. Então, quando o fígado está limpinho, desintoxicado, ele é muito mais capaz de metabolizar o estrogênio.

E como limpamos o fígado? É simples: com a prática de jejum intermitente e o consumo de frutas e vegetais, especialmente os mais verdes, que são uma excelente fonte de minerais. Também as vitaminas B (B1, B6, B12) são importantíssimas para o fígado produzir energia, tirar as toxinas e metabolizar, que significa quebrar, queimar, destruir os hormônios, incluindo o estrogênio.

Estudos recentes demonstraram que a cúrcuma tem propriedades antiestrogênicas e também previne o câncer. E é por isso que ela é tão popular hoje em dia. Tem a capacidade de antagonizar e destruir o receptor do estrogênio nas células cancerígenas e interrompe o seu crescimento. Claro, essa não é a ênfase deste livro, mas acho interessante mencionar os vários benefícios.

O leite e seus derivados, como o queijo, são produtos muito controversos. Eu mesmo já critiquei muito o leite no passado, mas Ori Hofmekler, autor do livro *The Anti-Estrogenic Diet* [A dieta Antiestrogênica], traz um argumento que é difícil refutar: por milhares de anos os seres humanos consumiram o leite de vacas, cabras, ovelhas e camelas, entre outros, e com o passar dos séculos eles se acostumaram e até passaram a precisar desse alimento.

Atualmente alguns cientistas estão afirmando que o leite é benéfico para o corpo. Quem me conhece sabe que sou um crítico feroz do leite que não for orgânico. O leite não orgânico é produzido por vacas que são injetadas com quantidades absurdas de hormônios. E quanto ao leite orgânico, eu estou com a mente aberta para considerar os argumentos dos cientistas que estudam os benefícios do leite. O principal argumento a favor do consumo de leite é que ele tem aminoácidos superiores, minerais e vitaminas e que o leite e seus derivados são antiestrogênicos. Mas, sem dúvida, eles se referem ao leite orgânico, de vacas que não são injetadas com estrogênio para aumentar a produção leiteira.

Essa divergência de opiniões sobre o consumo de leite é como em outras áreas da saúde. Vamos tomar como exemplo as diferentes técnicas utilizadas para a cirurgia nos seios. Digamos que um cirurgião goste de fazer a mastopexia (levantamento do seio), usando a técnica do Wise, em formato de âncora. Já uma outra escola de cirurgiões plásticos (eu inclusive) prefere a mastopexia chamada de "pirulito francês", também conhecida como "levantamento vertical". Ou seja, em uma mesma profissão são encontradas várias maneiras de resolver o mesmo problema.

Para mim é um pouco difícil aceitar que o leite possa ser benéfico para os seres humanos, por uma série de motivos, mas os argumentos dos cientistas que defendem o seu consumo também fazem sentido. Segundo essa linha, pesquisas recentes demonstraram que o leite tem uma substância importantíssima, chamada ácido linoleico conjugado (*conjugated linoleic acid*), também conhecida como CLA, que tem forte ação antiestrogênica e anticancerígena, além de ajudar a perder peso.

O ácido linoleico conjugado é encontrado na gordura do leite, com maior concentração em seus derivados, como o queijo maturado e a manteiga. Mas volto a insistir na importância de consumir somente leite orgânico e não o industrializado, produzido por vacas injetadas com estrogênio e que se alimentam de grãos e outros transgênicos.

O ácido linoleico conjugado também é encontrado em altos níveis no leite materno. E foi associada à presença do CLA no leite a redução de possibilidade de câncer na criança e na própria mãe. Veja como Deus é sábio! O CLA também está presente nos tecidos animais, como a carne, mas em uma concentração mais baixa. O CLA proporciona grande perda de gordura, de peso e também pode prevenir o ganho de peso. Por essa razão, hoje em dia, muitos tratamentos para emagrecer incluem o ácido linoleico conjugado.

A importância do CLA na redução dos níveis de estrogênio em mulheres ajuda a melhorar a libido e a prevenir o câncer, e para os homens, essa redução previne a ginecomastia, a redução da libido, a baixa nos níveis de testosterona e a diminuição do tamanho do pênis.

O ácido linoleico conjugado ataca o metabolismo que inibe o efeito do estrogênio. Como inibidor do estrogênio, ele luta contra o excesso de estrogênio, interferindo nos efeitos negativos desse hormônio.

Atualmente, o leite e seus derivados são proibidos pela maioria das dietas, especialmente porque muitas pessoas são sensíveis e têm alergia ao leite. Mesmo assim é importantíssimo reafirmar que o leite orgânico, ou seja, o leite de vacas criadas em pasto, sem rações antibióticas e sem as injeções regulares de estrogênio é anticancerígeno, antiestrogênico e proporciona perda de peso.

Nessa era de xenoestrogênios provenientes do petróleo, e de fitoestrogênios provenientes das plantas, em enormes quantidades, o fato de que o leite tem o CLA é uma grande bênção. Lembrando que se você for diabético, o consumo de leite precisa ser validado pelo seu médico, para que não haja maiores riscos.

15

Ervas e suplementos que aumentam a libido e o pênis

Foi o profeta Ezequiel, no Velho Testamento, que disse "a folha será o seu remédio". E Deus não mente. Existem 5 ervas que ajudam no crescimento do pênis.

Eu não venho de uma família com pênis exorbitante, mas eu tomei suplementos, durante toda a minha vida como lutador, para aumentar a testosterona, para aumentar aquele "lado alpha", para ser um bom lutador, para obter músculos e acabei conseguindo também um aumento no tamanho do pênis.

Falamos muito sobre alimentos que aumentam a circulação, o que, indiretamente, aumenta o tamanho do pênis. E isso faz sentido, porque, como um balão que se enche de ar e fica maior, o pênis, com o aumento da irrigação de sangue, também cresce.

Agora vamos mudar um pouco o foco. Todos sabem o quanto eu amo a naturopatia e a medicina integrativa. Eu adoro a minha profissão e respeito muito os meus colegas, mas muitos profissionais deveriam ter a mente aberta para novas descobertas, afinal de contas, somos cientistas. Mas, muitas vezes, os cientistas se fecham e ficam resistentes a novas descobertas, e isso, em muitas situações, pode ser considerado até como uma certa arrogância em não aceitar soluções de outras culturas medicinais.

A alopatia, de maneira genérica, é a medicina moderna, que começou com a invenção do antibiótico por Alexander Fleming. Mas a arrogância da medicina moderna, muitas vezes, é enorme. Veja só, Alexander Fleming descobriu o antibiótico em 1928, cerca de um século atrás. A questão retórica que eu coloco é a seguinte: como é possível que em 5.000 anos de medicina chinesa, tudo que eles descobriram esteja errado? Como pode ser que tudo na medicina indígena das Américas, depois de mais de 1.500 anos de tradição, esteja errado? Não faz sentido, mesmo que a maioria das medicinas integrativas não tenha sido pesquisada em laboratório. Mas as "pesquisas" foram feitas por experiência da utilização de plantas e com a passagem dos anos – décadas e séculos –, o que permitiu que se avaliasse na prática o que funciona e o que não funciona.

Eu tenho a mente muito aberta, porém, venho da geração dos "baby boomers", a geração pós-Segunda Guerra Mundial. Eu penso mais como a nova geração de médicos, que aceitam melhor a homeopatia, a naturopatia e a medicina chinesa.

As ervas medicinais há séculos são usadas ao redor do mundo, por várias culturas. E eu vou citar aqui aquelas que são mais comuns nessas culturas antigas e respeitadas.

A erva número 1 nessa área é o Ginseng asiático. Um estudo feito na Coreia do Sul demonstrou que os homens que tomaram o extrato de Ginseng conseguiram uma melhora no tamanho do pênis em algumas semanas. Além disso, essa planta medicinal sempre foi altamente respeitada por curandeiros chineses e índios, por sua eficiência contra a impotência. E entre os tipos de Ginseng, o mais poderoso contra a impotência é o vermelho.

O Atharva Veda é um livro sagrado antigo da Índia, que apoia o uso do Ginseng para o tratamento da impotência. Um estudo feito na Coreia do Sul, com ratos, mostrou que houve um aumento do acasalamento entre os animais, quando foram alimentados com Ginseng. Nas

Américas, o Ginseng também é usado por índios como tônico sexual. Contudo, não é bom tomar se você tem um histórico de hipertensão.

A segunda erva mais eficiente nessa área é a Maca Peruana, proveniente da região da Cordilheira dos Andes, no Peru. É fonte de alguns nutrientes e também é boa para a fertilidade.

A terceira erva é o Ginkgo Biloba, um vasodilatador que proporciona muitos benefícios, como a melhora da memória e da circulação, aumentando o fluxo sanguíneo ao pênis, comprovado por um estudo realizado na Universidade da Califórnia. Geralmente, 60 mg por dia já é o suficiente para aumentar o fluxo sanguíneo. O Ginkgo Biloba é facilmente encontrado na maioria das lojas de produtos naturais.

Outra erva importante que também ajuda a aumentar o tamanho do pênis é a Muirapuama. Ela aumenta o fluxo sanguíneo que ajuda nas ereções. Uma pesquisa foi feita na França com quase 300 homens que tinham disfunções sexuais. Mais do que 50% melhoraram com o consumo da Muirapuama. Nessa mesma pesquisa foi comprovado que em muitos casos há o aumento do pênis, provavelmente por causa do aumento de fluxo sanguíneo.

E, finalmente, a Tribulus Terrestris, usada na Europa há muitos séculos, principalmente para tratar da impotência, da falta de libido e para melhorar o desempenho sexual. Também foi constatado que ela consegue aumentar a quantidade de espermatozoides, deixando a ejaculação mais densa. Ela também promove o fluxo sanguíneo na área do pênis, contribuindo para o aumento do tamanho do órgão.

Agora vamos falar um pouco sobre o hormônio masculino. A testosterona é um esteroide androgênico, produzido principalmente nos testículos, responsável pelas características sexuais masculinas, pela voz grave, pelo crescimento dos músculos, do pênis, pela maior densidade óssea, entre outras. A mulher também tem um pouco desse hormônio; produzido principalmente na pele e um pouco nos ovários.

Aos 30 anos de idade, o nível de testosterona no corpo começa a diminuir cerca de 1% por ano. Com o passar do tempo, após os 30 anos de idade, com a redução gradual dos níveis de testosterona no corpo do homem, a tendência é a redução do tamanho do pênis e da libido.

Então, agora eu queria mencionar as ervas e depois os alimentos que aumentam a testosterona no organismo.

De acordo com inúmeros livros especializados, e pela minha experiência em herbologia, a Tribulus Terrestris é uma das ervas mais potentes para aumentar a testosterona. Outras ervas e vegetais também são eficientes, como o Feno Grego e o alho. Além dessas posso citar a Mucuna, Maca Peruana, a raiz de Long Jack, o Ginseng, Ginkgo Biloba e o martírio, entre outras.

Os medicamentos alopáticos nem sempre são 100% eficientes e as medicinas alternativas e naturais podem funcionar muito bem, e até mesmo melhor, em alguns casos. E posso afirmar, tanto pela minha experiência quanto pelos muitos trabalhos publicados por profissionais da medicina oriental, que essas ervas são realmente eficientes para aumentar a testosterona. E vemos que muitas também ajudam a aumentar o tamanho do pênis. O curioso é que existem homens com pênis comprido, mas que possuem baixíssima libido.

Saw Palmetto é uma erva sem a qual eu não poderia viver! Ela é encontrada no Texas, na Geórgia, na Flórida e na California. O nome científico é Serenoarepens, e sempre foi conhecida como uma erva afrodisíaca, mas é um tônico para o sistema reprodutivo masculino, que proporciona um aumento da função do testículo. Para muitos nativos americanos o Saw Palmetto era parte da dieta regular.

Muitas pesquisas publicadas nos anos 1980 mostram benefícios em até 90% de pacientes que tinham inchaço da próstata. O Saw Palmetto não tem nada de tóxico e não apresenta riscos colaterais. Para tratar e prevenir o inchaço da próstata, ele é melhor do que os medicamentos convencionais, como a finasterida e o proscar. E o Saw Palmetto inibe o DHT (Di-hidrotestosterona), responsável pelo envelhecimento, pela queda de cabelos e pelo crescimento da próstata, o que provoca dificuldade para urinar. Ele reverte tudo isso. O ideal é tomar 160 mg por dia.

As tribos dos Incas consumiam uma plantinha chamada Maca, que hoje em dia é amplamente consumida em formato de suplemento. Uma pesquisa feita na Universidade de Massachusetts demonstrou um aumento no apetite sexual e na fertilidade de pessoas que consomem essa raiz, também conhecida como maca peruana. Eu mesmo consumo a maca diariamente, há mais de 20 anos, e a minha testosterona está quase no nível de um jovem.

Outro estudo importantíssimo feito na Escola de Medicina da Universidade de Harvard, no Massachusetts General Hospital, em Boston, descobriu que a maca ajuda muito as pessoas deprimidas a voltarem a ter libido. E isso funcionou para homens e mulheres.

Outra substância na natureza que aumenta a testosterona é a capsaicina, encontrada no gengibre e em todos os tipos de pimenta, sobretudo as mais vermelhas e picantes. Essa substância aumenta os batimentos cardíacos e cria a fisiologia no momento em que você está excitado, com mais sangue na pele e nas áreas sexuais.

A quercetina, presente em vegetais como a cebola, o brócolis e a alcaparra, e também em diversas frutas, é uma fonte de flavonoides muito interessante. Ela reduz a quantidade de testosterona que seria eliminada pelo rim.

Uma erva que está "na moda" muito poderosa em ajudar na sexualidade, tanto de homens quanto de mulheres, é a folha Damiana. O cientista herbalista Roy Upton, diretor-executivo do American Herbal Pharmacopoeia, afirma que a folha Damiana reduz a ansiedade e as inibições e é um tônico para o sistema neurológico, deixando a pessoa mais relaxada e mais aberta para a libido. Mas a Damiana não tem apenas esse efeito relaxante no sistema nervoso, ela também atua como um afrodisíaco. Ela contém progestin, um tipo de progesterona necessária na produção de testosterona no homem e também ajuda o espermatozoide a amadurecer.

A Murapuama, mesmo sendo muito importante na tradição da África do Sul, onde é usada como medicamento afrodisíaco, na verdade, é uma planta da nossa terra. A Murapuama cresce no Brasil. Ela atua contra o estresse crônico, a depressão e a exaustão nervosa, e também é um poderoso afrodisíaco. Um importante estudo feito em 2000, conduzido pelo Instituto de Sexologia em Paris, demonstrou entre homens que sofriam com impotência e falta de desejo sexual, que a maioria deles teve um aumento na libido ao consumirem a Murapuama.

Agora vou falar sobre uma substância poderosíssima na natureza: o Yohimbe. Ele é o extrato da casca de uma árvore africana, e serve para aumentar o fluxo de sangue na área genital. O único problema é que ele pode deixar a pessoa um pouco nervosa e se a pessoa tem pressão alta, pode contribuir para aumentar ainda mais a pressão. Ele também pode interagir de maneira negativa com medicamentos antidepressivos. É necessário tomar cuidado.

O pólen é considerado um tesouro nutritivo para o ser humano, e isso faz muito sentido do ponto de vista da concepção, porque o pólen seria como um espermatozoide para a flor. Então, não é surpreendente que ele ajude a aumentar a potencia sexual do homem. Estudos mostraram que o pólen de abelha pode ajudar a estimular a função ovariana em mulheres. Além disso, ele melhora a capacidade de sobrevivência dos óvulos na fase de incubação, o que aumenta a probabilidade de gravidez.

Na cultura de Burman e do Camboja, existem receitas de bolos feitos com favo de mel de abelha. Antigos livros médicos mostram que o pólen foi usado não somente em Burman e no Camboja, mas também na China, Babilônia, Pérsia e Egito, para o tratamento da impotência. Não é surpresa que estudos demonstrem que o pólen tem uma forma da testosterona. E como o pólen é obtido pela abelha de muitas plantas medicinais, ele traz um número enorme de benefícios além de combater a impotência.

Na Bulgária, Hungria, Turquia e Ucrânia, é comum o consumo da semente de abóbora diariamente. Ela é muito boa para prevenir e tratar problemas da próstata, e rica em zinco, o que ajuda na prevenção da impotência.

Uma erva que eu acho muito interessante é a verbena. Ela era um ingrediente importantíssimo nas "poções do amor", na época medieval. Antigamente, em algumas culturas, eles espremiam o suco da verbena e o espalhavam em todo o corpo, e isso era feito para aumentar a potencia sexual dos homens. Muitas dessas informações eu tirei de um livro que há anos eu uso como referência, o *Natural health secrets from around the world* [Segredos de saúde naturais ao redor do mundo] escrito por um médico, o dr. Glenn Geelhoed.

Eu já falei sobre as incríveis propriedades da Damiana, e, segundo a *Encyclopedia of Natural Medicine*, um livro escrito pelo Dr. Michael Murray e o Dr. Joseph Pizzorno, o consumo de chá de Damiana é recomendado. Eles contam como a Damiana funciona, estimulando a uretra e a ponta da uretra, o que acaba estimulando o pênis. Mas eles recomendam não tomar a Damiana sozinha e, por essa razão, algumas lojas de ervas vendem a Damiana misturada com outras ervas que aumentam a libido e a testosterona.

Esses mesmos autores, no capítulo de infertilidade, recomendam o consumo de glândulas, que nos Estados Unidos são encontradas em forma de suplemento ou servidas como iguaria. É um prato interessante, conhecido como "Ostras das Montanhas Rochosas", preparado com testículos de boi, que os naturopatas recomendam para melhorar a infertilidade e ajudar a aumentar os hormônios masculinos.

Uma boa suplementação para a área sexual masculina deve ter L-carnitina, que devolve a fertilidade. A dosagem normal é de 300 mg a 1000 mg, três vezes por dia. A arginina é um aminoácido importante na formação do espermatozoide. A suplementação é de 4 g por dia. Um estudo demonstrou que 75% dos homens que tomaram esse suplemento apresentaram uma melhora na quantidade de espermatozoides. Outra erva que auxilia os homens na ereção é o extrato da planta Pygeum Africanum.

Claro que quando falamos no aumento do pênis, isso está vinculado à libido, ao nível de testosterona e à fertilidade. Então, é quase impossível a separação desses temas. Eu tomo, por exemplo, muita L-carnitina. Essa substância não só é um suplemento poderosíssimo para a memória, como também é importante para perder peso, além do aumento da fertilidade masculina.

O magnésio é importante, por exemplo, para gerar energia no corpo humano. Ele atua em reações que envolvem mais de 300 enzimas do corpo humano e uma delas é na formação de testosterona. Na nossa sociedade industrializada, é alto o consumo de alimentos pouco nutritivos, e muitas vezes o nível de magnésio fica reduzido, assim como a produção de testosterona.

O zinco, como já mencionei, é importante para a produção da testosterona, mas dois outros metais também são muito importantes: o cobre e o selênio. O selênio não só ajuda na produção da testosterona, mas protege a glândula masculina sexual, o testículo, contra os radicais livres e metais pesados.

Interessante que uma pesquisa demonstrou que a vitamina E aumenta os hormônios da glândula pituitária e os hormônios da glândula pituitária, por sua vez, aumentam a produção de testosterona no testículo.

Para finalizar, segue uma lista de vitaminas, ervas e minerais que ajudam, incluindo as dosagens diárias recomendadas:

- Vitamina C – 2000 mg a 3000 mg
- Vitamina E – 500 ui a 1000 ui
- Complexo B – na forma líquida – 1ml
- Zinco – 50 mg
- Manganês – 5 mg
- Magnésio – 500 mg
- Selenio – 50 mcg
- Cobre – 2 ou 3 mg
- Óleo de Primrose – 3000 mg
- Ginseng – 3000 mg
- Geleia real – 3000 mg

16
Alimentos que ajudam na ereção e no tamanho de pênis

Neste capítulo eu vou dar uma lista de alimentos que ajudam a melhorar a saúde do órgão sexual masculino e a aumentar o seu tamanho.

Espinafre
Além de ter o incrível benefício de promover a sensação de saciedade, ele também é rico em magnésio. O magnésio ajuda a perder peso, reduz inflamações e aumenta o fluxo de sangue e, claro, exercerá um benefício no pênis como o Viagra, fazendo o homem sentir mais prazer, ajudando nas ereções e até no crescimento do pênis.

Cafeína
Todo o Brasil sabe que eu sou contra o café, pela maneira como o café é produzido. Existem passos na produção do café que utilizam uma substância venenosa. Apesar de ser contra o consumo do café, sou a favor do consumo de cafeína, o que é muito diferente. A cafeína é encontrada em outros alimentos, como o chocolate, por exemplo. Um estudo da Universidade do Texas demonstrou que consumindo de 85 mg a 170 mg de cafeína por dia, os homens têm 42% menos chance

de ter problemas funcionais relacionados à ereção. Isso funciona até para homens acima do peso e hipertensos, mas, curiosamente, não para diabéticos.

Banana
Quem disse que Deus não tem senso de humor? A banana é um exemplo disso na natureza. Ela é riquíssima em potássio, um mineral muito bom para o coração e para a circulação. Quando você consome potássio em quantidade suficiente, mantém o sódio sob controle, o que resulta no equilíbrio da pressão e reduz os problemas vasculares e os cardíacos. E o potássio ajuda muito na saúde do pênis. Em teoria, ele também ajuda no aumento do órgão.

Pimenta
Alguns estudos demonstraram que a capsaicina, uma substância encontrada na pimenta, aumenta os níveis de testosterona; e em estudos de animais, que ele aumenta o tamanho de vários órgãos. Resumindo, a pimenta pode aumentar o tamanho do pênis e aumenta a testosterona.

Gengibre
Gengibre é um alimento afrodisíaco, como todos sabem, mas também é importante na saúde do pênis. Sem dúvida, o consumo de gengibre pode aumentar a sua performance sexual, pois aumenta a circulação do sangue. De acordo com um estudo publicado no *International Journal of Cardiology*, o consumo de uma colher de chá de gengibre algumas vezes por semana é suficiente para obter um coração com mais saúde. O gengibre também aumenta a quantidade de testosterona no corpo masculino e influencia na função do espermatozoide.

Chá verde
O uso do chá verde, de origem chinesa, é milenar. Os soldados asiáticos tomavam o chá verde antes de irem para a guerra e ficavam em pé várias noites, lutavam como "monstros", não se cansavam e tinham pouca sede. E o chá verde tem uma substância importantíssima, cha-

mada catequina. Ela tem vários propósitos, como derreter a gordura abdominal e limpar o fígado, transformando a gordura em energia. Além disso, a catequina aumenta o desejo sexual, porque aumenta o fluxo sanguíneo e sua circulação nas regiões erógenas. E ainda tem outro benefício: matar os radicais livres, que destroem as suas artérias e, com isso, levam menos sangue para o seu pênis. A catequina também faz com que as células das artérias criem óxido nítrico, que aumenta o tamanho das veias. Os praticantes de fisiculturismo geralmente têm as veias muito dilatadas e muitos tomam óxido nítrico. E com a dilatação dos vasos sanguíneos e um fluxo de sangue melhor nos órgãos genitais, a sensação de prazer também aumenta. Eu só acho que a quantidade sugerida por naturopatas é um pouco exagerada. Eles sugerem o consumo de 3 ou 4 xícaras de chá verde por dia. Eu tomo um por dia e já sinto todos esses efeitos.

Um homem com uma dieta rica em colesterol tem a possibilidade de sofrer arteriosclerose, o entupimento das artérias, o que dificulta a chegada do sangue aos órgãos. Sendo a artéria coronária maior do que a artéria dorsal do pênis e a artéria profunda do pênis, isso significa que, antes de um ataque cardíaco, ele terá problemas com ereções.

O pênis humano não tem um osso, como em outros animais na natureza; ele fica rígido com a força do turgor do sangue, é a pressão de um cilindro cheio de líquido. O fluxo de sangue entrando nos corpos cavernosos, a área esponjosa do pênis, tem sempre um equilíbrio. O problema de ereção e da diminuição do tamanho do pênis acontece quando menos sangue entra no órgão, porque a artéria profunda ficou cheia de colesterol, provocando uma inflamação. Então, a próxima dica nesta lista de alimentos que ajudam a sensualidade masculina é aveia.

Aveia

Muitos estudos comprovam que a aveia abaixa os níveis de colesterol, além de proporcionar energia e vitalidade. Eu mesmo acabo consumindo alguns pratos de aveia por dia. Costumo misturar aveia em flocos e mel orgânico com água quente ou leite de aveia. Fica muito gostoso! A aveia mantém as artérias e as veias do pênis livres de colesterol, auxiliando muito no fluxo sanguíneo que, como já mencionei, não só ajuda na ereção, como influi no tamanho do pênis.

A aveia tem pelo menos mais dois benefícios: é uma fonte de proteína que contém o aminoácido L-arginina, comumente usado na disfunção de ereção, ajudando a melhorar o problema de ereção fraca; e é um dos poucos alimentos que contribuem para o aumento da massa muscular, além da uva e da batata-doce. Normalmente, só obtemos massa muscular com proteína de animal.

Cereja

A cereja é rica em antocianina, uma substância que deixa as artérias limpas das placas de colesterol, que acabam diminuindo o fluxo de sangue e, como já mencionei várias vezes, quanto mais fluxo de sangue no pênis, mais ajuda na função sexual para atingir e manter uma ereção e também ajuda no crescimento do pênis. Além de manter as artérias limpas, a cereja também ajuda a prevenir o câncer e doenças degenerativas, e por ser antioxidante ela ajuda a retardar o processo do envelhecimento. Uma porção de cerejas contém poucas calorias.

Catuaba

Que incríveis são as nossas florestas. A riqueza da nossa Floresta Amazônica não tem igual! É sabido que os indígenas há séculos consomem a catuaba, conhecida pelos nossos nativos brasileiros como um potente afrodisíaco, também usado para tratar a impotência, além de combater a depressão, a falta de memória e o cansaço.

Sabemos que a ansiedade do desempenho é um dos fatores mais importantes que causam problemas sexuais, especialmente para os jovens e homens de meia-idade, e a catuaba é um potente auxílio nessa área.

Essa planta contém uma substância química natural chamada catuabini, além das vitaminas A e B. Todos esses elementos atuam diretamente no cérebro – que considero o órgão sexual mais importante de todos –, e ajudam até mesmo a criar sonhos eróticos, que colaboram muito no desempenho.

Castanha-de-caju

Outro alimento importantíssimo, a castanha-de-caju é rica em selênio, que atua na proteção da saúde do cérebro, além de conter vitamina E. A falta desse nutriente tem um grande efeito na reprodução masculina, e a quantidade de selênio encontrada na castanha-de-caju é quase em um nível "mágico", o que ajuda os homens que têm baixos níveis de testosterona, ou problemas de infertilidade, a conseguir uma melhora nessas áreas.

Um estudo importante realizado com homens que possuíam baixo nível de testosterona e eram inférteis apontou que eles tinham quantidades baixas de selênio no organismo. Com a suplementação de selênio, o índice de gravidez entre os casais aumentou em 60%. Outro estudo interessante mostrou que a mobilidade do espermatozoide em um grupo de homens inférteis melhorou muito com a suplementação de selênio. O selênio também ajuda o espermatozoide a nadar melhor para atingir o seu alvo, que é o óvulo feminino.

Mexilhões

Esses moluscos, mencionando mais especificamente os mexilhões azuis, são incríveis porque contêm o complexo B12 em uma concentração três vezes maior do que a recomendação diária de consumo. A concentração é tão alta que em apenas 30 g encontramos cerca de 20 g de proteína, cerca de dois terços de proteínas, com apenas 4 g de gordura e 150 calorias. Além disso, eles são ricos em ferro, e, como sabemos, o sangue é composto de ferro, o elemento que dá a ele sua cor vermelha.

Um dos minerais que é encontrado em baixas concentrações nos homens com disfunção erétil é o magnésio. E esses mariscos são ricos em magnésio. O magnésio também ajuda a perder peso.

Ostras

Outra maravilha na natureza, que ajuda muito a sexualidade masculina, são as ostras. Talvez você conheça a história de Casa Nova, o lendário amante e conquistador italiano do século XVIII. Um de seus segredos mais importantes era comer muitas ostras. De acordo com a biografia de Giacomo Casanova, ele comia cerca de 50 ostras por dia.

As ostras contêm mais zinco do que qualquer outro alimento existente. Elas têm quase cinco vezes a recomendação diária desse mineral. E o zinco, como coenzima, é vital para sintetizar a produção da testosterona e, claro, quando a testosterona cai, a funcionalidade sexual masculina cai.

Elas também contêm uma grande concentração de ácido aspártico. um aminoácido que aumenta muito os níveis de testosterona.

Amendoim

Eu sou contra o consumo do amendoim, mas ele é frequentemente mencionado com um alimento que aumenta a circulação, porque estimula a produção de óxido nítrico, elemento que contribui para o aumento do diâmetro das artérias, aumentando o fluxo sanguíneo. E ele também abaixa o colesterol. Quanto menos colesterol você tem circulando no seu sistema, mais fácil o seu sangue circula e mais fácil é manter uma ereção.

Manteiga de amendoim

A manteiga de amendoim é um potente afrodisíaco. Um estudo publicado no *Journal of Sexual Health* demonstrou que homens que consumiram manteiga de amendoim tiveram melhoras significativas no desempenho sexual, comparados aos homens que participaram do estudo e não consumiram a manteiga de amendoim. Além disso, o ácido fólico, que também é encontrado na manteiga de amendoim, ajuda muito a melhorar a qualidade dos espermatozoides.

Alho

O alho é legendário. Muitos brasileiros estão conscientes de que o alho é um enorme afrodisíaco. Os antigos egípcios consumiam alho para aumentar a resistência física e obter energia. Hoje em dia, pesquisadores confirmaram que o consumo do alho bloqueia a formação de depósitos de gordura, chamados nano placas. O alho evita o acúmulo de nano placas dentro das artérias, e isso inclui as artérias dorsais do pênis, ou as artérias profundas penianas, que vêm de uma artéria em comum às duas, chamada artéria pudendal. Então, todas essas três artérias, sem as nano placas, têm um fluxo de sangue maior, deixando a ereção muito mais forte e ajudando a aumentar o tamanho do pênis.

Morango
O morango é muito eficiente para aumentar o fluxo sanguíneo. Ele é cheio de antocianina, que ajuda a manter as artérias limpas. Além disso, o morango é rico em vitamina C, que é vinculada ao aumento do número de espermatozoides.

Tomate
Muitos vegetais ajudam a melhorar alguma parte da fisiologia masculina, e podem ajudar no aumento do pênis. Mas o tomate é importante por conter licopeno. O licopeno ajuda a manter a saúde da próstata, e melhora a morfologia, a forma do espermatozoide, e é muito importante que os espermatozoides tenham uma morfologia normal, pois isso aumenta a probabilidade de fertilizar o óvulo. Uma pesquisa demonstrou que os homens que comiam mais tomate tinham por volta de 10% a mais de espermatozoides normais.

Melancia
A minha fruta favorita, e um dos melhores alimentos da natureza, é a melancia. Ela é um potente diurético, pois é praticamente impossível comer melancia e não fazer xixi. Mas o ponto principal para mencionar a melancia nessa categoria é que ela é rica em L-citrulina, um aminoácido que, dentro do organismo, é transformado em L-arginina. E como já mencionei, a L-argenina é muito importante na produção do óxido nítrico, que aumenta o fluxo de sangue que, por sua vez, aumenta o tamanho do pênis e até ajuda no crescimento de músculos e em todos os sistemas do corpo.

Romã

A romã e suas propriedades já eram conhecidas na Antiguidade. Um artigo publicado no *International Journal of Impotence Research* deixou comprovado que a romã é rica em antioxidantes que ajudam no aumento do fluxo de sangue e esse aumento ajuda nos problemas de ereção.

O suco de romã possui ação antioxidante, combatendo os radicais livres. Os radicais livres são moléculas de oxigênio que "bombardeiam" o nosso corpo, atuando como um elemento de envelhecimento e degeneração. O suco de romã ajuda a bloquear, em parte, os radicais livres que atacam e endurecem as artérias. Quanto mais endurecida está uma artéria, menor é o fluxo de sangue que passa por ela. Então, bloqueando os radicais livres, a artéria não fica endurecida e o fluxo de sangue passando pelos vasos sanguíneos é preservado. Um estudo foi feito em animais que consumiram romã, e foi constatado que eles mantinham a ereção do pênis por mais tempo.

Chocolate

Na minha opinião, como médico alopático interessado também na naturopatia e na medicina integrativa, eu considero o chocolate um alimento quase "mágico". A versão ao leite tem menos propriedades medicinais, mas o chocolate com 70% cacau é o que possui mais propriedades medicinais e menos gordura. O chocolate tem PEA (Phenyl Ethyl Amine), que aumenta a produção de serotonina, conhecida como o "hormônio da felicidade", um neurotransmissor responsável por promover a alegria, e aumenta a quantidade de dopamina, uma substância que, dentre outras funções, acalma. O PEA também vai para os órgãos sexuais e cria os hormônios masculinos e femininos. Quando a serotonina é estimulada, ela diminui os níveis de estresse e aumenta o desejo sexual, o que também ajuda a chegar ao orgasmo. Mas os benefícios do chocolate não param por aí. Ele é um poderoso antioxidante, os seja, bloqueia os radicais livres e ajuda a preservar as artérias e a prevenir o envelhecimento. Ele também aumenta o fluxo de sangue, porque ajuda a relaxar os músculos involuntários em volta das artérias. Um exemplo de como funcionam os músculos involuntários é quando você coloca a mão dentro de um balde com água gelada. Depois de alguns minutos, as suas mãos ficam completamente brancas, porque os músculos em volta das artérias ficam contraídos e dificultam a passagem de sangue. O cacau faz exatamente o oposto, relaxando os músculos em volta das artérias, fazendo com que o fluxo de sangue aumente.

Pinoli

O pinoli é a semente de uma espécie de pinheiro, que em inglês é conhecida como *pine nut*, e também está entre os meus alimentos favoritos, depois da melancia, do dente-de-leão e do chocolate. Ele é rico em zinco, importantíssimo na produção de hormônios masculinos. O pinoli tem também muito magnésio, que aumenta a produção de testosterona e mantém os espermatozoides saudáveis.

Em casa eu mantenho um recipiente com vários tipos de castanhas – nozes, amêndoas, castanha-de-caju, pinoli –, e quando estou começando a ter um pouquinho de fome, eu pego uma mão cheia, e como com um pouco de suco de uva integral! Todos os dias eu tento fazer o jejum intermitente e, dependendo, eu consigo jejuar até 2 ou 3 da tarde. Em dias excepcionais, consigo jejuar até 5 ou 6 da tarde. Mas, quando começo a sentir um pouco de fome, eu como uma mão cheia de castanhas e, entre elas, o pinoli.

Salmão

Os peixes oleosos de água fria, como sardinha, salmão, atum, estão cheios de ômega 3, ácidos graxos. O ômega 3 não somente protege o coração, mas também bloqueia os radicais livres, retardando o envelhecimento, e eleva os níveis de dopamina, que promove o aumento do fluxo sanguíneo e ajuda a deixar a pessoa mais relaxada, mais alegre, colaborando com o ato sexual, deixando-o mais prazeroso.

Batata

A família das batatas tem um nível muito alto de potássio, que promove o aumento da circulação sanguínea e combate os efeitos do sal no organismo. Eu particularmente sou contra o consumo de batata, considerando preferível o consumo da batata-doce. A batata-doce ajuda a desenvolver a massa muscular enquanto a batata normal, que eu não gosto, tem lectina, que aumenta os problemas autoimunes, as alergias e o inchaço.

Cenoura

O *Journal Fertility and Sterility* publicou um estudo no qual foram analisadas várias frutas e vegetais, citando o impacto que eles tinham na qualidade do espermatozoide. Descobriram que a cenoura tem os melhores resultados na quantidade e na mobilidade do espermatozoide. E, claro, a mobilidade do espermatozoide é muito importante para aumentar as chances de ele se unir ao óvulo. Homens que comiam cenoura regularmente tiveram uma melhora no desempenho do espermatozoide em aproximadamente 7%. Os pesquisadores da Harvard, que escreveram esse artigo, mencionaram que os carotenoides, que são poderosos antioxidantes, são os responsáveis por essa melhora no desempenho do espermatozoide, e também auxiliam nas atividades da vitamina A, que é importante em várias áreas, incluindo a visão.

Semente de abóbora

A semente da abóbora tem um dos mais altos níveis de zinco e magnésio, minerais essenciais para aumentar a testosterona e também o hormônio do crescimento. Jogadores de futebol americano que tomaram um suplemento de zinco e magnésio aumentaram o nível de testosterona em 30% e tiveram um aumento de força de 15%, depois de um estudo de 2 meses. Essas sementes também contêm ácidos graxos não saturados, o que aumenta também a prostaglandina, substância que faz você se sentir excitado.

Ovos

Finalmente chegamos ao ovo, o número 1 na minha lista de alimentos ótimos. O ovo tem o maior índice de NPU (Net Protein Utilization) de todos. A proteína do ovo é a melhor proteína que existe. Pense bem como isso faz sentido. Deus criou uma águia a partir de um ovo! Imagine o que Ele misturou naquele ovo para poder nascer uma ave tão majestosa. Um dos nutrientes do ovo é a colina, que faz parte do complexo B e é poderosíssima na sexualidade masculina. A colina aumenta a produção de óxido nítrico, que relaxa as artérias e aumenta o fluxo sanguíneo. Também é uma substância rica em complexo B5 e B6. Ajuda a balancear os níveis hormonais e a combater o estresse.

Cogumelos

Cogumelos são incrivelmente poderosos na sensualidade masculina. Eles têm altos níveis de colina, duas vezes mais que o ovo. E a colina, como já mencionei, eleva os níveis de óxido nítrico e a circulação, aumentando o órgão sexual masculino e também o prazer durante o ato sexual. Os cogumelos também são ricos em zinco e vitamina D, que aumentam a produção da testosterona.

Arenque

Esse peixe tem quantidades enormes de vitamina B12 e também é riquíssimo em magnésio, que é muito importante para a saúde e o desempenho dos espermatozoides. Além disso, o arenque é rico em vitamina D, um elemento importante na ereção. Um estudo feito por um grupo italiano, publicado pelo *Journal of Sexual Medicine*, demonstrou que em um grupo de homens sofrendo de disfunção erétil, 80% tinham níveis baixos de vitamina D. E aqueles com disfunção erétil severa tinham um nível de vitamina D 24% mais baixo do que o normal, comprovando que baixos níveis de vitamina D causam uma disfunção nas artérias e diminuem o nível de óxido nítrico, importante no fluxo sanguíneo.

Nozes
O fruto da nogueira tem altos níveis do aminoácido L-arginina, importantíssimo na produção do óxido nítrico, que aumenta o fluxo sanguíneo.

Iogurte grego
Cieno cobalamina é o nome do complexo B12 que aparece um altas quantidades no iogurte grego. Um pote de iogurte grego contém 20% da recomendação diária de vitamina B12 e cerca de 20 g de proteína. Mas o que melhora a sensualidade masculina é o fato de que ele também tem níveis muito altos de potássio, que ajuda muito na circulação. O iogurte também repõe as bactérias boas no intestino, que são muito importantes para a saúde.

Brócolis
Quantas vezes, na literatura de nutrição, nós vemos "vegetais crucíferos"! E o brócolis, como já mencionei aqui neste livro, é um dos mais importantes representantes desses vegetais. Com o passar dos anos, infelizmente o estrogênio no homem sobe e a testosterona cai, mas existe um composto de substâncias naturais, denominado indol-3--carbinol, que diminui o estrógeno na circulação sanguínea e impede o aparecimento de células cancerígenas que dependem desse hormônio para crescer. E o brócolis, esse importantíssimo vegetal crucífero, talvez seja o melhor representante desse grupo de vegetais, pois é o mais rico em indol-3-carbinol, sulforafano, tiocianato, isotiocianato, zeaxantina e luteína, que são antioxidantes poderosos.

O indol aumenta a produção de testosterona, metabolizando e eliminando do sistema o estrogênio. Um estudo foi feito entre homens que consumiram um alto índice de indol-3-carbinol provenientes do brócolis e de outros vegetais crucíferos, por 7 dias, e o nível de estrogênio desses homens caiu pela metade! Outro estudo demonstrou que o indol aumentou muito a secreção de estrogênio na urina.

Abacate

Os astecas se referiam ao abacate como "testículo", pois a fruta realmente tem o formato de um escroto. Curiosamente, as adolescentes astecas eram escondidas quando chegava a época de colheita dessa fruta, porque muitas engravidavam. O abacate é rico em potássio, vitamina B6, vitamina E, que influenciam fortemente na libido. E a gordura não saturada e os ácidos graxos, presentes no abacate, protegem o coração e aumentam a circulação. Ele também contém muitos minerais carotenoides, que ajudam na produção de testosterona e a aumentam a energia. Então é uma das frutas mais importantes que atuam como afrodisíacos e para o aumento da testosterona nos homens.

Pimenta

Esse fruto é incrivelmente afrodisíaco, porque contém capsaicina, uma substância que não só queima muita gordura, como aumenta a libido, pois eleva a produção de testosterona e aumenta a circulação. Ela também liga a produção de endorfinas que trazem mais desejo para o momento do sexo.

> Um estudo importante demonstrou que homens com baixo nível de testosterona e que eram inférteis tinham quantidades baixas de selênio.

17

As vitaminas mais importantes para melhorar o sexo

DOIS DOS PRINCIPAIS ELEMENTOS QUE atuam diretamente na área sexual são a vitamina E e o zinco, e sua deficiência pode causar uma grave baixa na libido. Uma curiosidade sobre o zinco é que, se a pessoa praticar sexo demais, há um gasto excessivo de zinco e, por consequência, uma redução na libido. Parece que essa é a maneira que o corpo tem de controlar, de criar uma moderação na atividade sexual.

Veja que interessante. O hormônio do estresse, chamado cortisol, prejudica a digestão, e com isso o corpo tem a capacidade reduzida de absorver os minerais essenciais para produzir os esteroides masculino e feminino; ou seja, o corpo absorve menos os elementos essenciais para produzir a testosterona.

Os principais elementos que o corpo utiliza para sintetizar a testosterona são vitaminas como as do complexo B, C, E, além dos minerais magnésio, zinco, ferro, molibdêmio e magnésio. O problema é que eles são menos absorvidos quando você passa por momentos de estresse e, com isso, a produção de testosterona é prejudicada e, então, o seu corpo produz menos hormônios masculinos e femininos.

Agora vamos falar especificamente sobre as vitaminas C e E. Uma pesquisa foi feita com 35 homens inférteis que receberam 1000 mg de vitamina C por dia e comprovou que o número de espermatozoides entre eles aumentou muito. A vitamina E é um antioxidante que protege os órgãos sexuais. Quando o homem ejacula, ele perde 1,4 mg de zinco. Níveis baixos de zinco são relacionados diretamente com a infertilidade e a libido reduzida.

O mineral selênio trabalha com o zinco no sistema reprodutivo masculino e níveis baixos de selênio reduzem a quantidade de espermatozoides. O selênio é encontrado naturalmente nos vegetais verdes, especialmente os mais escuros, na cebola, no tomate e em grãos.

Lecitina é outro elemento encontrado em altas concentrações no sêmen. Concentrações altas também são encontradas nos testículos. A lecitina é feita de complexo B, especialmente a colina e inocitol, mas também encontramos ácido linoleico. O ácido linoleico é encontrado em azeitonas, azeite de oliva, óleo de canola, e também em carnes, ovos, grãos e sementes.

O magnésio é importantíssimo na produção de testosterona e outros hormônios feitos de esteroides. Ele pode ser encontrado em vegetais orgânicos, mas vale a pena tomar 300 mg de magnésio por dia.

A vitamina A é muito importante para a reprodução masculina. É uma das poucas vitaminas que, se faltar, o pênis encolhe. Uma das razões é que sem a vitamina A o corpo não consegue aproveitar a proteína que consumimos. Entretanto, se houver abuso na ingestão da vitamina A, ela pode acumular no organismo e se tornar toxica. É um equilíbrio delicado. Um pouco menos perigoso é o beta-caroteno, que é a pró-vitamina A, ou seja, "um passo atrás" da vitamina A. No corpo, o beta-caroteno se transforma em vitamina A. O normal é consumir 15.000 unidades internacionais de beta-caroteno, todos os dias. Essa quantidade equivale mais ou menos a uma cenoura. A maioria dos vegetais amarelos e alaranjados contém beta-caroteno.

A vitamina A também é encontrada na maioria das frutas e vegetais, no óleo de fígado de peixe e no fígado de animais. Comer fígado faz bem! A vitamina B também é de grande importância, como já expliquei, e ela vem, geralmente, das proteínas que nós consumimos.

18
Bebidas alcoólicas pioram o desempenho sexual

Relacionar o consumo de bebidas alcoólicas ao sexo de qualidade é algo que a grande maioria das pessoas faz, mas isso é um grande mito! As pessoas costumam achar que o álcool reduz a inibição e proporciona um sexo mais prazeroso, mas isso não é verdade. Vou explicar um pouco sobre como as bebidas alcoólicas funcionam no nosso corpo e você vai entender melhor.

Para começar, vamos desmistificar o consumo do vinho. A saúde atribuída às "propriedades mágicas" do vinho é uma das maiores mentiras perpetradas pelo mundo científico. Na verdade, eu acho que muitos professores e cientistas sejam alcoólatras, devido ao estresse do mundo acadêmico. E quando muitos professores, especialmente os de cardiologia e fisiologia, dizem que o vinho traz muitos benefícios, é verdade, mas seu consumo também traz riscos.

Um estudo nos Estados Unidos, realizado há alguns anos no M.D. Anderson Hospital, demostrou que qualquer nível de álcool aumenta o risco de câncer. E muitos acadêmicos em Teologia dizem que a tradução do vinho na Bíblia está errada, que deveria ter sido traduzido como o suco da uva. Inclusive há uma passagem, em Provérbios 31, em que Deus fala contra a bebida forte. Então, eu sou contra todo tipo de bebidas alcoólicas, pelo fato de que elas deixam uma "neblina" no seu pensamento, podem criar um vício capaz de destruir muitas famílias, e que tem a capacidade de criar problemas em várias partes do organismo, começando pelo cérebro.

Então, a minha sugestão é: se afaste do álcool. Qualquer quantidade e qualquer tipo, em minha opinião. E os mesmos benefícios do vinho podem ser obtidos do suco integral de uva, sem o risco de câncer, sem o risco de envelhecer o cérebro, sem o risco de ter problemas no sistema gástrico.

O suco de uva contém quercetina, uma substância que bloqueia uma enzima que causa a secreção da testosterona. Como ela bloqueia a enzima que secreta a testosterona, a quantidade de testosterona circulando no sangue aumenta. O suco de uva também é muito rico em antioxidantes, que aumentam o óxido nítrico, relaxando as paredes das artérias e aumentando o fluxo de sangue. Com o aumento do fluxo sanguíneo, aumenta também o tamanho do pênis, a função erétil e a habilidade de chegar ao orgasmo.

Homens que bebem em excesso acreditam que são muito bons no sexo, mas, na verdade, não são, pois a ereção deles é muito mais "suave".

O álcool causa um efeito curioso sobre a sexualidade, porque, em muitos casos, aumenta o desejo, mas reduz a habilidade, a sensualidade e a performance masculina. E o álcool também rouba elementos químicos importantes para o crescimento do pênis, além de prejudicar a circulação.

Nas mulheres acontece algo semelhante. Apesar de a maioria das mulheres achar que o álcool as deixas mais "soltas" para o sexo, o que acontece na verdade, fisiologicamente falando, é que o álcool causa uma redução da excitação na área genital, fazendo com que as mulheres tenham mais dificuldade em atingir o orgasmo.

Apesar dos problemas que o álcool possa causar no momento do ato sexual, é inegável que ele atua, até certo ponto, como um elemento que pode reduzir a expectativa de desempenho, tanto para homens e mulheres. A ansiedade de agradar o parceiro pode ser reduzida com o consumo de um pouco de álcool, mas isso varia muito de uma pessoa para outra, especialmente devido ao aspecto psicológico ligado às bebidas alcoólicas. O que eu quero dizer com isso é que, quando a pessoa realmente acredita que a bebida vai fazer com que ela se solte mais, fique mais desinibida, ela pode até ficar, mesmo que seja somente um efeito placebo. Dessa forma, a única certeza que temos é que, fisiologicamente falando, o álcool não contribui de maneira positiva para o sexo, tanto em homens quanto em mulheres.

Falando agora da bebida mais comum no Brasil e no mundo, veja a que você está se submetendo quando toma cerveja. O lúpulo na cerveja é um fortíssimo fitoestrogênio. Inclusive a barriguinha proeminente daqueles que bebem muita cerveja é provavelmente fruto do excesso de atividade estrogênica causada pelo lúpulo, que é usado para dar o gosto amargo para a cerveja. Ou seja, quando você bebe cerveja, está ingerindo hormônio feminino, que faz reduzir os seus níveis de hormônios masculinos.

"
As pessoas costumam
achar que o álcool
reduz as inibições e
proporciona um sexo
mais prazeroso,
mas isso não é verdade..
"

Cirurgia para aumento do pênis e reconstrução masculina com células-tronco

O SEGREDO DAS CIRURGIAS MASCULINAS E femininas são as células-tronco. Uma em cada quatro células de gordura é uma célula-tronco.

A célula-tronco é pluripotente e pode ser usada em qualquer parte do corpo. Por exemplo, alguém que fumou a vida inteira pode receber uma injeção de células-tronco diretamente no coração ou na veia e o coração se regenera. Outro exemplo é de como as células-tronco ajudaram tantas pessoas a reconstruir o pulmão após a infecção causada pela Covid. Elas são usadas na ortopedia há muito tempo, para rejuvenescer as articulações. Ouvi falar de soldados que voltaram da guerra com uma perda de memória causada por explosões, e que ao receberem células-tronco IV, recuperaram a memória.

Assim, nos últimos cinco anos, o uso de células-tronco se popularizou nos Estados Unidos e em muitos outros países, e encontrou seu caminho na cirurgia plástica. Aprimoramos cirurgicamente lábios, seios, nádegas, pênis, preenchemos defeitos causados por cirurgias anteriores ou defeitos congênitos. Nós usamos células-tronco no couro cabeludo para regenerar os cabelos e com elas também fazemos lifting facial.

Deus ou a natureza, como quer que você veja isso, deixou as células-tronco muito acessíveis. Elas não estão no fundo dos intestinos, nem no baço ou nos rins. As células-tronco estão logo abaixo da pele, na camada de gordura. De cada quatro células adiposas (células de gordura) uma é célula-tronco (célula pluripotente).

As células-tronco são geralmente colhidas por meio de lipoaspiração. No entanto, prefiro a lipoescultura. Por alguma estranha razão, a lipoescultura hoje tem muitos nomes diferentes, como "HD lipo", BBL (Brazilian Butt Lift), "360 lipo", "lipomarcaccion" etc. A ideia é obter pelo menos dois litros de gordura, pois aproximadamente 1/4 dessa gordura obtida serão células-tronco.

Quando comecei na cirurgia, fazia lipoaspiração, mas com o passar dos anos comecei a pensar que só tirar gordura não era o que a natureza fazia. De fato, a natureza diminui a gordura, mas também define uma pessoa à medida que ela perde peso. Pense nisso: se alguém ficasse perdido em uma pequena jangada no meio do oceano, sem provisões, ele ficaria magro ou magro e definido? Magro e definido, claro! À medida que você perde peso, a natureza lhe dará um "tanquinho". E a ideia é seguir a natureza!

Em meus 31 anos como cirurgião, percebi que se você simplesmente esvaziar a gordura de alguém, parece sem graça, algo fica faltando! Não chama a atenção. Mas quando fazemos um "tanquinho", isso define o corpo e o deixa bem mais atraente. E não é apenas mais definição no abdômen, mas também no braço, nas costas e nas nádegas. O volume nos músculos dessas áreas também realça a forma masculina.

O procedimento começa com o paciente sendo levado para a cirurgia, e em condições estéreis, claro, ele é infiltrado com uma combinação de solução salina e lidocaína (uma "cocaína" medicinal), que não é viciante, e adrenalina. Esta solução é chamada de "Solução Tumescent", e o objetivo é que o paciente não sangre significativamente e sinta-se confortável quando acordado.

Antes desta técnica "Tumescent", por uma simples abdominoplastia em uma mulher, muitas vezes a paciente era hospitalizada por vários dias após a cirurgia e ocasionalmente recebia transfusão de sangue. Hoje, esses pacientes quase não sangram, pois a adrenalina e a solução tumescente contraem os vasos e diminuem o fluxo sanguíneo para as áreas operadas. Então, hoje, podemos realizar uma lipoaspiração de grande volume sem traumas, porque a solução tumescente evita a perda excessiva de sangue.

A lipoescultura em homens é iniciada infiltrando o paciente com cerca de 3 l a 5 l de solução tumescente. Levam quinze minutos para que a adrenalina possa fazer seu trabalho de vasoconstrição. Em seguida, usamos cânulas especiais (ou seja, com pontas ásperas para causar irritação e contração nos tecidos), do tamanho de 3 mm a 6 mm. Essas pontas especiais marcam e irritam o interior da pele e ela se contrai (se o paciente tiver muita pele extra, talvez devido a uma perda de peso significativa). Em seguida, usamos um plasma de hélio que aperta a pele. O plasma de hélio emite uma pequena chama de calor moderado, que faz com que as moléculas de colágeno/elástico na derme encolham. Como o hélio é uma molécula pequena, com peso atômico pequeno, o calor é baixo e, em mãos experientes, atinge a contração sem queimar. Esse procedimento faz com que a pele extra, mais flácida, "encolha", ficando mais apertada sobre o corpo. Uma analogia simples seria observar uma tira de bacon encolhendo em uma frigideira. Exceto pelo fato de que o plasma de hélio é uma fonte de calor muito mais sofisticada e controlada!

Outra analogia interessante para explicar como é possível reduzir a pele flácida de um determinado local seria comparar a pele a uma peça de roupa larga, que quando é colocada em uma lavadora e secadora, ela encolhe e fica mais ajustada no corpo.

A área do púbis é uma área difícil para homens e mulheres. Uma área suprapúbica gordurosa não é atraente em nenhum dos sexos. Então, do púbis à caixa torácica, esvaziamos tudo.

Hoje em dia muitos homens têm tecido mamário, não peitorais. Na sociedade moderna, em razão da presença de xenoestrogênios na alimentação e no meio ambiente, eles causam um efeito importante em ambos os sexos. Devido à grande exposição aos xenoestrogênios, muitos homens desenvolvem seios como as mulheres, um problema chamado ginecomastia. Durante a cirurgia de "reconstrução total masculina", eu esvazio a gordura do peito dos homens. Removo com lipoescultura e ocasionalmente com ressecção.

Novamente, resseco a gordura de todo o abdômen até o púbis; os lados; todo o dorso; os braços; às vezes as pernas; e a área submentoniana ("queixo duplo"). Eu esculpo o abdômen, músculo por músculo, criando o que é popularmente chamado de "tanquinho". Também defino todos os músculos das costas, como o trapézio, o grande dorsal, o eretor da coluna e o quadrado lombar, deixando todos bem definidos.

Após a remoção da gordura de várias partes do corpo, fazemos o processo de separação da gordura e das células-tronco, para que estas possam ser utilizadas na cirurgia.

Os braços são previamente lipoesculturados, e os músculos têm suas bordas definidas (deltoide, bíceps e tríceps) e, então, esses músculos são injetados com as células-tronco, para que possam ficar maiores. Normalmente coloco 200 cc no deltoide, 400 cc no tríceps e 300 cc no bíceps.

As células-tronco também são injetadas no peito, criando peitorais bem masculinos e bonitos. O peito é previamente lipoesculturado (a ginecomastia é removida e é feita a definição das bordas desses grandes músculos), para depois ser injetado com aproximadamente 400 cc de células-tronco. Pode parecer contraditório esvaziarmos o peito para depois "enchê-lo" novamente, mas não é! O que realmente ocorre é que eu removo a mama com traços femininos (ginecomastia) e depois crio um peito masculino com as células-tronco. Eu nunca tive nenhum caso de infecção nem de morte em decorrência dessa transferência de células-tronco. É muito seguro e uma das muitas razões é a tecnologia avançada utilizada.

Um exemplo do grau de tecnologia utilizado nessas cirurgias é que as seringas de injeção têm uma cobertura de bronze, onde ficam as células-tronco a serem injetadas. O bronze é um material altamente antibacteriano e antiviral. As seringas e os infiltradores, que também têm uma cobertura de bronze, são utilizados para injetar as células-tronco no pênis do paciente, para que ele tenha um significativo ganho de tamanho. Nesse ponto injeto gentilmente no pênis tomando muito cuidado para não atingir os ramos do nervo pudendo.

Eu costumo ser extremamente cuidadoso, nos mínimos detalhes! Não gosto de fazer incisões perto ou sobre o pênis, pois não quero que ninguém saiba que o paciente foi operado para aumentar o seu tamanho. Eu uso pequenos cortes feitos para a lipoaspiração, lateralmente, para injetar as células-tronco no pênis de um local remoto. Minhas cânulas injetáveis (instrumento utilizado nas minhas cirurgias) são de até 30 cm e alcançam facilmente o pênis a partir de uma incisão lateral remota, camuflada. O pênis aceita no máximo aproximadamente 100 cc de células-tronco. A maioria, no entanto, recebe 75 ml e alguns 50 ml. Eu sou extremamente cuidadoso para não causar necrose em qualquer parte do pênis, então as células-tronco são injetadas e massageadas de forma circular ao redor da área.

Por razões de saúde, além das estéticas, a maioria dos homens tem o pênis circuncidado aos seis meses de idade. Essa recomendação óbvia de circuncisão é feita porque o prepúcio apertado empurra o pênis para dentro, em direção ao corpo, enquanto o pênis circuncidado, com a pele agrupada atrás da coroa da glande, efetivamente empurra o pênis para a frente. Embora exista o risco de o pênis perder a sensibilidade quando circuncidado de maneira errônea, é comprovado que a maioria das doenças sexualmente transmissíveis diminui com a circuncisão, incluindo Herpes e até HIV. E parceiras e parceiros de homens circuncidados são menos propensos a desenvolver câncer. Isso porque, presumivelmente, o pênis não circuncidado é mais difícil de higienizar.

Os críticos costumam ficar surpresos com um dos meus pequenos truques cirúrgicos. No pênis, preencho muito delicadamente o espaço inferior ao ligamento suspensório e anterior ao monte púbico com mais 50 ml de células-tronco. Isso efetivamente projeta o pênis para a frente e faz com que pareça mais longo. Depois que o pênis foi preenchido (as células-tronco não são injetadas nos corpos cavernosos nem nos corpos esponjosos, mas simplesmente injetados no espaço subcutâneo) ainda restam muitas células-tronco do que foi retirado do corpo. Normalmente ainda temos de sobra mais de 1 litro, que não jogamos fora. É importante armazenar esse material para que, se necessário no futuro, possa ser usado em tratamentos para queda de cabelo e injeções no couro cabeludo, para danos nas articulações em ortopedia, para tratamentos cardiológicos, neurológicos etc.

Nosso paciente típico é um homem um pouco acima do peso, com cerca de 100 kg. A lei americana permite que o cirurgião retire 5 litros ou 10 libras de gordura de alguém com esse peso. Depois de transferir quase um litro para cada braço, e quase um litro para o peito (400 cc aproximadamente em cada peitoral), ainda fico com uma "reserva" de 1 a 2 litros. Esse material é precioso e não é desperdiçado, pois o corpo não gera mais, pelo resto da vida do paciente. Assim, o restante das células-tronco é injetado nas nádegas. Este é um passo que assusta alguns pacientes em consulta. No entanto, quando explico que, ao fazer nádegas masculinas atraentes, na verdade estou armazenando células-tronco para uso posterior.

As nádegas masculinas são bem diferentes das nádegas femininas, com fendas glúteas pronunciadas e uma aparência mais quadrada e mais forte. As nádegas femininas são mais em forma de coração. Embora as células-tronco também sejam armazenadas no braço e no peito, o primeiro local em que coletamos células-tronco para reaplicação no pênis ou em outro lugar é sempre as nádegas. Os poucos pacientes que não me permitiram armazenar células-tronco nas nádegas mais tarde se arrependeram profundamente quando precisaram delas para seus cabelos ralos ou problemas nas articulações ou mesmo para adicionar mais ao pênis. Mas essa hesitação é infundada, pois em 31 anos como cirurgião nunca tive um problema sequer de infecção nessas cirurgias, que eu chamo de "transformação do papai".

É importante notar que o aumento do pênis não se deve apenas ao efeito mecânico de colocar o volume de células-tronco, mas também uma estimulação química do crescimento. Ao injetar cautelosamente 100 cc no pênis (basicamente o volume do tubo de ensaio), eu efetivamente dobro ou triplico temporariamente o comprimento e a largura do pênis.

No entanto, um conceito mais atraente é que as células-tronco produzem um fator de crescimento que, eu suponho, aumenta o comprimento do pênis ao longo do tempo. Em nossa vasta experiência clínica com a *male-makeover* ("reconstrução masculina") ou *daddy makeover* ("reconstrução do papai") como costumamos chamar, nenhuma disfunção sexual nos foi relatada pelos pacientes. Na verdade, muito pelo contrário! Muitos pacientes relatam um aumento da libido e muitos episódios de priapismo involuntário (longas ereções involuntárias). Em outras palavras, a função sexual em nossos pacientes, além de não ficar comprometida, ainda tem um aumento no desempenho. Acredito que seja por causa de ereções muito frequentes e do aumento da libido.

Eu teorizo que isso se deve ao fato de que as células-tronco são principalmente ativas na adolescência e produziram um fator de crescimento que eu acredito ser um efeito positivo nas características masculinas secundárias. Talvez essa seja outra razão pela qual os pacientes às vezes voltam em um ano ou dois quando a pele do pênis se esticou novamente e eles podem receber mais 100 ml de células-tronco transferidas para o pênis. A propósito, a razão de eu não poder colocar mais que 100 ml na primeira vez é porque o órgão só pode aceitar essa quantidade no máximo, mais ou menos a quantidade de um tubo de ensaio, ou a pele vai rasgar e comprometer a vascularização, o que pode causar um resultado devastador. Portanto, por precaução, eu adiciono apenas 50 ml a 100 ml por sessão. Mas em um ano ou mais, quando a pele peniana se esticou lentamente, se o paciente quiser mais 100 ml transferidos para o pênis, eles serão autorizados a uma ou mais sessões de transferência de células-tronco.

Assim, a razão para armazenar as células-tronco nas nádegas é que podemos reaplicá-las no futuro, se necessário, nos ombros, no peito e nos braços. Em minha longa série de cirurgias, nunca tive nenhum dano nervoso, nem ouvi falar sobre algum dano ocorrido posteriormente.

Faço reconstrução e aumento de pênis desde 1995, com técnicas avançadas e que estão sempre sendo aperfeiçoadas. Felizmente nunca tive um paciente insatisfeito, embora na área da cirurgia plástica isso nem sempre seja possível, pois os pacientes, principalmente as do sexo feminino, desejam sempre se tornar "perfeitas" com seus implantes. Não conheço nenhum cirurgião plástico, por melhor que seja, que nunca tenha tido um paciente insatisfeito. No entanto, com toda a honestidade, nunca tive um único paciente homem que tenha feito comigo uma "reforma completa" e tenha ficado insatisfeito.

Como sempre digo, há uma feminização dos homens na sociedade atual devido a influências ambientais, e que invariavelmente diminuem a autoestima da maioria. Agora que podemos utilizar células-tronco de gordura, somos capazes de restaurar a masculinidade, que ajuda a elevar a autoestima de muitos desses pacientes.

20
Cirurgia para reconstrução da vagina e seios

ENTRE AS PRINCIPAIS PARTES DO corpo que afetam amplamente a autoestima da mulher estão a área íntima da vagina e os seios. Com o passar dos anos, e dependendo do número de vezes que a mulher engravidou, os seios vão ficando cada vez mais vazios e a área íntima "desgastada" pela idade e pela grande dilatação necessária para a passagem de um ou mais filhos no momento do parto. Isso afeta a estética e a autoestima das mulheres, mas pode ser corrigido facilmente com cirurgias e procedimentos mais ou menos invasivos. Como cirurgião plástico, eu gosto muito de tratar essa situação com o uso de células-tronco.

Usando células-tronco podemos não só reconstruir uma vagina para que ela volte a ficar linda, mas também devolvemos a libido à mulher casada que, atualmente, tem zero libido! Nós conseguimos isso porque injetamos as células-tronco no ponto G e nos lábios da vagina, que são quatro, os de dentro e os de fora, que ficaram "rasgados" ou vazios. O buraco da vagina não é interessante, o que é interessante é o "decote", como já mencionei anteriormente. Esteticamente falando, o interessante para a atração masculina são os decotes: o decote dos seios, o decote do bumbum e o decote da vagina. A sociologia da beleza está relacionada aos decotes.

Então, para reconstruir a vagina com células-tronco, injetamos células-tronco por fora, por dentro e no ponto G. Isso deixa tudo "apertadinho", a vagina fica muito mais jovem, com aparência de uma vagina de 18 anos de idade e, além disso, aumenta loucamente a libido. A reconstrução da vagina, muitas vezes, também pode envolver cirurgia tradicional, especialmente quando há algum tipo de correção anatômica necessária, como um ou mais lábios com tamanho desproporcional aos outros, entre outras necessidades de correção estética.

Reconstrução e aumento dos seios

A intervenção nos seios é uma das mais comuns na cirurgia plástica e realmente merece um lugar de destaque por ser talvez a que mais possa ajudar no aumento da autoestima feminina e na atração que as mulheres exercem sobre os homens.

A moda hoje em dia, para o padrão de beleza atual, não são aqueles seios enormes. A moda muda! A cirurgia plástica é uma das poucas áreas da ciência e da medicina que muda com a moda. Nos anos 1980 e 1990, a moda eram seios enormes, com implantes de 500 ml. Hoje são seios menores e o tamanho do bumbum acaba, muitas vezes, tendo uma importância até maior. Dessa forma, podemos dizer que o "corpo ideal" para a maioria das mulheres hoje em dia é muito magro, com seios não muito grandes, mas bem torneados e um bumbum grande. Na época em que implantes enormes eram a moda, as mulheres acabavam sofrendo com problemas nas costas, pelo peso adicional que esses implantes tinham e que acabavam comprimindo o espaço entre as vértebras, causando dores. Além disso, com a redução dos espaços entre as vértebras, pelo excesso de peso dos implantes, as mulheres acabavam tendo uma pequena redução de estatura, ficando mais baixas. Ou seja: implantes grandes e pesados deixam você mais baixa e com dores nas costas!

Mas, independentemente da moda, muitas mulheres querem fazer implantes por um desejo pessoal, que não tem ligação com agradar homens ou estar na moda. Muitas vezes é um sonho antigo, que surge na adolescência.

Hoje em dia, os implantes estão muito melhores do que no passado. Eles eram invólucros planos, com um silicone perigoso para a saúde e que em caso de rompimento do invólucro, poderia causar sérios problemas. Atualmente, os implantes já têm a aparência de um seio bonito, conhecido como "perfil alto" e o silicone, que é um gel, não apresenta maiores riscos em caso de vazamento. Além disso, existe a opção de implantes que, em vez de silicone, são cheios de água com sal. Em caso de vazamento, o corpo absorve essa água e não há nenhum dano ou risco à saúde.

Com as técnicas atuais, eu consigo passar o implante pela barriga, com endoscopia, sem a necessidade de cortar os seios. Normalmente eu passo os implantes por um pequeno corte feito dentro do umbigo. A minúscula cicatriz fica totalmente imperceptível. Também posso fazer um pequeno corte dois dedos acima da vagina, um risquinho que depois praticamente desaparece e ficará sempre escondido na calcinha ou biquíni. O implante também pode ser feito através de uma pequena incisão debaixo do braço, na axila, mas eu não gosto dessa opção, por deixar uma cicatriz pequena, mas, ainda assim, visível quando a mulher levanta os braços. Pelo umbigo não há cicatriz visível.

A colocação do implante através de um corte embaixo do seio é um tipo de técnica cirúrgica antiga, mas eu noto que aqui no Brasil ainda é bastante utilizada. Eu não gosto, porque quando a mulher se deita e levanta os braços na praia, por exemplo, com topless ou mesmo com um biquíni um pouco menor, a cicatriz vai aparecer.

Para cirurgias que não sejam endoscópicas pelo umbigo ou com o corte acima da vagina, eu prefiro fazer uma pequena incisão, que fica apenas um risquinho bem pequeno na parte inferior ou superior da aréola do seio.

Muito melhor do que fazer o implante, seja ele endoscópico ou com cirurgia, é o uso de células-tronco. Primeiro eu retiro a gordura de alguma área do corpo em que a paciente queira fazer uma lipoaspiração, como barriga, coxas ou braços. Dessa gordura retirada, como já mencionei, uma em cada quatro células é uma célula-tronco. Depois de separar as células-tronco das células de gordura, elas são implantadas nos seios. E por que usamos células-tronco? Porque depois de implantadas, elas crescem 20% e não derretem, como as células de gordura, e não são afetadas pelos altos e baixos na alteração de peso da mulher. Injetar as células-tronco não deixa cicatrizes e é um procedimento muito simples e rápido.

Portanto, o uso de células-tronco é a melhor opção para aumentar seios, nádegas e corrigir imperfeições na vagina, entre muitas outras finalidades. Além disso, a pele na região onde é feito o implante de células-tronco fica rejuvenescida.

Bibliografia

Natural Health Secrets from Around the World, Glenn Geelhoed, Jean Barilla, McGraw Hill, Estados Unidos, 1997, ISBN 978-0879838058.

Encyclopedia of Natural Medicine, Michael T. Murray, Joseph Pizzorno, Atria Books, Estados Unidos, 2012, ISBN 978-1451663006.

Dr. Earl Mindell's Secrets of Natural Health, Earl Mindell, Virginia Hopkins, Keats Pub, Estados Unidos, 2000, ISBN 978-0879839857.

The Anti-Estrogenic Diet, Ori Hofmekler, Rick Osborn, North Atlantic Books, Estados Unidos, 2007, ISBN 978-1556436840.

Alternative Medicine, Second Edition: The Definitive Guide, John W. Anderson, Celestial Arts, Estados Unidos, 2013, ISBN 978-1587611414.

The Illustrated Encyclopedia of Healing Remedies, Norman Shealy PhD, Harper Collins Publishers, Estados Unidos, 2002, ISBN 978-0007851379.

Natural Health Secrets from around the world, Glenn Geelhoed, Shot Tower Books, Estados Unidos, 1994, ISBN 978-0963962928.